〈カラー口絵〉

Ⅲ　1,1,1,2-テトラクロロエタンの毒性、塩化ビニル中毒、錫村満産業医
《P20》

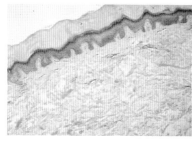 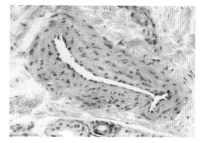

写真15　皮膚真皮の結合組織の肥厚　　　　写真16　皮膚の血管内皮の肥厚

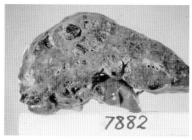 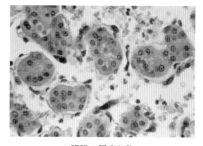

肝臓の海綿状の割面　　　　　　　　肝臓の腫瘍細胞
写真17　肝血管肉腫患者の剖検標本

Ⅸ　職業性皮膚障害
《P64》

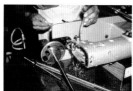 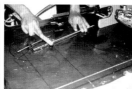 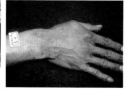

写真52　工業用ミシン製造で機械油使用と手の接触性皮膚炎（1984）

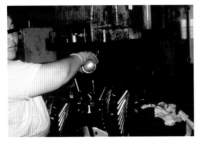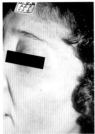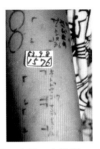

写真53　自動車部品のプレス作業と顔面の黒色皮膚炎及びパッチテスト結果
　　　　（1979）

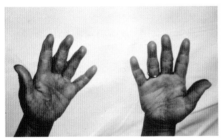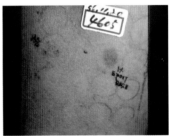

写真54　ビスフェノール A による手の皮膚障害とパッチテスト結果（1979）

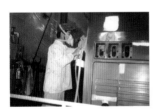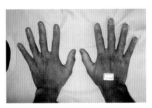

写真55　接着剤表面の研磨作業と顔面の皮疹及び手の皮膚障害（1984）

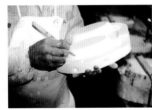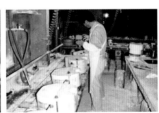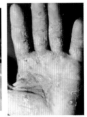

写真56　樹脂石膏を用いた陶磁器用鋳型製造と樹脂石膏による慢性湿疹（1992）

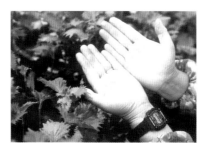

写真57　青じそと作業者の手の皮膚障害（1988）

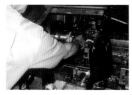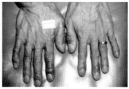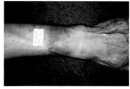

写真59　エンジンの部品加工作業と手指及び手首の皮膚障害（1988）

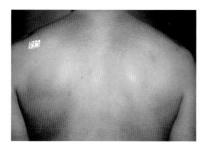

写真60　背中まで皮疹が発症した患者

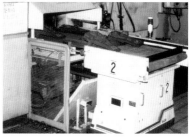

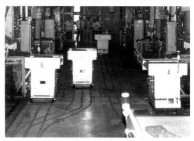

写真61　皮膚障害対策として導入
　　　　された口ボット（1989）

XI 中国との共同研究、トリクロロエチレンによる Stevens-Johnson 症候群等

《P83》

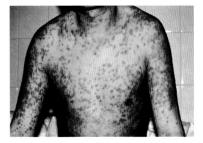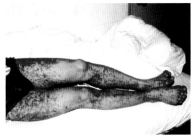

写真78 症例患者の皮疹（1998.3）（黄院長提供）

XII 2- ブロモプロパンの生殖毒性と1- ブロモプロパンの神経毒性

《P88》

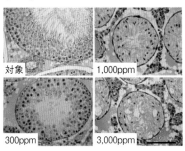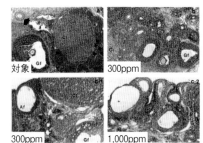

写真82 雄ラットの精子形成障害 　写真83 雌ラットの卵巣の障害
　　　（8時間／日、 9 週間曝露） 　　　　　（8時間／日、 9 週間曝露）

はじめに

　産業医学ジャーナルに連載する機会が与えられ、私の経験を中心にまとめた。私は名古屋大学で労働衛生の研究者として過ごしてきたが、大学定年後に尊敬する先輩から「大学を退職して他分野の多くの優れた方々と接触する機会が増え、大学時代は自分の視野が如何に狭かったかを痛感している」旨の話を伺い、私も同感した。そこで、私の反省を込めて、この連載の表題は少し古風な「管見」を使うことにした。研究者の仕事の中心は多くの課題の中から、重要と考えられ、実現可能な課題に絞って力を集中し、そこで得られた新知見を原著論文にすることである。その成果が論文になれば世界中の人に、時空を超えて読んでもらえる可能性がある。従って、「大きく考え、小さく実行する」ことが研究者の一つの生き方と考えてきた。その結果、知らず知らずのうちに、自分も「井の中の蛙」になっていたと反省される。この連載では原著論文とは異なって、それが出来上がる背景や多くの方々の助力を書き留めた。幸いに何人かの方からご好評を頂き、お勧めもあり、本にまとめる可能性を編集部に打診したところ、快く引き受けて頂き、出版する運びとなった。最後に、お忙しい編集部の方々のご尽力にお礼申し上げます。

2019年3月

名古屋大学名誉教授　竹　内　康　浩

大学からの労働衛生管見

大学からの労働衛生管見

I　名古屋大学の労働衛生への取り組み

はじめに

　私が長く在籍（1964年4月から2001年3月）した名古屋大学医学部衛生学の研究室から垣間見た労働衛生に関して、ささやかな私の経験を中心に紹介する。私の眼を通したもので、私の記憶の不確かさと偏見は免れないことをご容赦いただきたい。

1．名古屋大学の労働衛生活動

　東海地方は日本における重要な重工業都市へ発展が期待されており、労働衛生行政18年の経験のある鯉沼茆吾が名古屋大学へ招聘された。鯉沼は東大医学部卒業後、工場鉱山調査研究所を経て、内務省社会局技師になられ、工場監督官として17年間工場衛生を指導された。この間に、『工業中毒学』（金原書店，1925年）、『職業病』（鉄塔書院，1934年）、『衛生学』（金原出版，1937年）、『職業病と工業中毒』（龍吟社，1938年）、『労働の生理及び衛生』（龍吟社，1939年）を出版され、当時の職業病研究の第一人者であった。1935年に名古屋大学医学部衛生学講座の教授（1939年まで社会局技師兼任）となり、昭和11年（1936年）日本産業衛生協会東海地方会が発足（世話人　鯉沼）し、1937年に名古屋大学で第10回日本産業衛生協会総会（名古屋、会長　鯉沼）（参加者170名余）が開催された。

　当初、鯉沼教授は実験衛生学と称して、衛生学の科学的発展を図った。**写真1**は1940年当時の衛生学教室第1研究室である。1941年の産業衛生協会東海地方会の役員を見ると、名古屋帝大（後の名古屋大学）の勝沼精蔵（第1内科教授）、斎藤真（第1外科教授）、名倉重雄（整形外科教授）など有力な教授と東海地方の重要な行政と企業が名を連ねており、富国強兵・殖産興業の名のもとに国を挙げて産業衛生の発展が図られたことが推察される。戦時下の1944年に

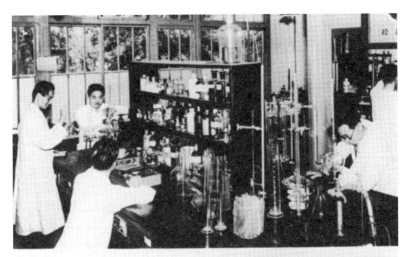

写真 1　開講 5 周年記念はがき（1940年 7 月）

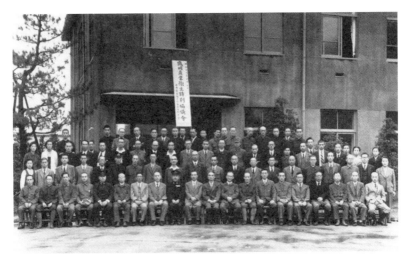

写真 2　日本産業衛生協会東海地方会戦時産業衛生特別協議会
　　　　（1944年10月 5 日、三菱発動機製作所）

は日本産業衛生協会総会に代わって全国10ブロックで戦時産業衛生
特別協議会が行われ、1944年10月 5 日には東海地方会戦時産業衛生

特別協議会が三菱発動機製作所で暉峻義等理事長ら本部からも数名の出席を得て開催された（**写真２**）。この学会を最後に戦前の学会活動は停止した。中堅研究者の出征に続く空襲による衛生学教室の焼失で、学会事務局の機能も麻痺してしまった。1943年から戦局は著しく厳しさを増し、名古屋大学衛生学教室からも多くの研究者が軍務へとかり出されていった。1943年11月には佐宗武雄助教授も招集され、1945年の終戦間近に沖縄で戦死された。衛生学教室の戦死または戦病死は８名、終戦前後の数年間に病死したものは４名であった。活動を期待された多数の若い貴重な人材を衛生学教室も戦争で失った。

２．戦後の衛生学教室の復興

　終戦時（1945年）、衛生学教室は瀬戸の国民学校に疎開しており、鶴舞の大学病院外来２階の一室に連絡場所を設けていた。鯉沼教授は家族を足助に疎開させて自身は瀬戸に下宿して小使室で食事をしながら、校庭に芋や大豆を作り、名古屋と瀬戸に顔を出していた。

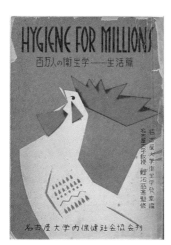

写真３　1948年６月出版、鯉沼茆吾教授監修、名古屋大学衛生学教室編纂「百万人の衛生学－生活篇」表紙

1945年の暮れに医学部基礎教室が名古屋市千種区の昭和塾堂に移転が決まり、戦時中に軍隊が使用していた机や戸棚などを貰い受けて、何とか教室らしい形ができた。1948年に鯉沼教授は岡崎から家族とともに昭和塾堂の２階に引っ越され、約半年間は教室の中で耐乏生活を送られた。1949年の正月は同門会員全員が集まって、気炎を上げて教室の前途を祝った。**写真３**

は1948年6月に出版された鯉沼茆吾教授監修、名古屋大学衛生学教室編纂「百万人の衛生学−生活篇」の表紙である。新制高等学校、中学校の副教科書参考書で、わずか48頁の細やかな本であるが、戦後の新しい息吹が感じられる。

3．学生の労働衛生活動：戦前の「厚研産衛学生部会」と戦後の「産業医学研究会」

　1943年1月14日に、衛生学教室の肝いりで名古屋大学医学部に厚生科学研究会東海支部会日本産業衛生協会東海地方会学生部会（厚研産衛学生部会と略称）が設立され、後継者、協力者の養成が図られた。7月には会員が111名に達した。会長は鯉沼教授、幹事は井上俊（医学部4年生、後の名古屋大学衛生学教授）、祖父江逸郎（医学部4年生、後の名古屋大学第1内科教授）、長与健夫（医学部2年生、後の愛知がんセンター総長）である。学生は先輩医師の指導のもとで労働者の健康診断、結核診断、血液型の判定等の手伝いを行い、工場を見学し、また、研究会を開いて論文の抄読や調査活動報告等を行った。この研究会には鯉沼教授以下衛生学教室員全員が参加した。1944年10月5日の戦時産業衛生特別協議会で柏木正雄（後のトヨタ自動車㈱の総括産業医）、長与健夫、柴橋一雄（医学部3年生）が研究報告を行っている。厚研産衛学生部会は終戦とともに消滅したが、この学生部会で活躍した学生たちが戦後の労働衛生発展のために活躍した。また、名古屋大学第1内科勝沼教授は戦時中より産業衛生協会評議委員を務め、第1内科から多数の優秀な産業医を産業現場に送り出した。

　この伝統が受け継がれ、1961年に名古屋大学医学部に衛生学教室の指導で、「産業医学研究会（産医研）」が発足した。当時NHKでもその活動が紹介された（1961年）（**写真4**）。**写真5**は産医研の名古屋造船の調査風景である。私も産医研に初めから参加し、いろいろな職場を見学する機会を得た。

　また、野村茂助教授（熊本大学名誉教授）の紹介で、医学部2年

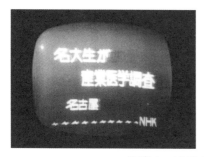 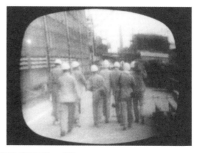

写真 4　NHK 放映写真の一部

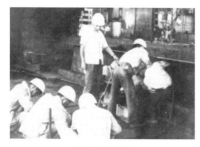 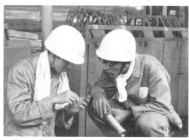

環境測定風景　　　　　　　　　　　　　粉塵測定

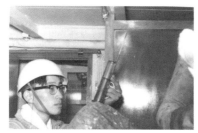 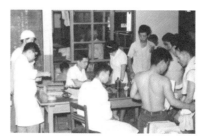

有機溶剤測定　　　　　　　　　　　　　健康診断

写真 5　名古屋造船調査風景（1961年）

生の時に産医研のメンバーであった平光尚志（後の整形外科医）、前
田勝義（後の久留米大学環境衛生学助教授、職業性頸肩腕障害に取
り組む、48歳で逝去）、竹内康浩の３人で北九州炭鉱を見学した。見
学当時、三井鉱山は経営合理化のために、三池炭鉱からの活動家の
一掃を決意し、1959年１月に6,000人の希望退職を含む会社再建案を

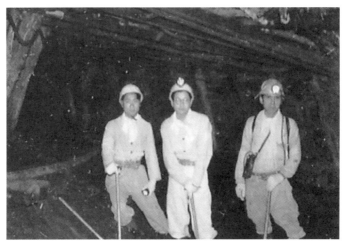

平光尚志、　前田勝義、　　　会社の案内

写真6　北九州炭鉱見学（1961年の春休み）

提示し、同年8月には4,580人の人員削減案を発表した。続いて12月
には1,492人に退職を勧告し、これに応じない1,278人に対して指名解
雇を通告した。労組側はこの措置に反発し、無期限ストに突入した。
財界が三井鉱山を全面的に支援した一方、日本労働組合総評議会（総
評）は三池労組を全面的に支援したため、「総資本対総労働の対決」
などと呼ばれた。この大きな争議の影響で、訪問時は中小の炭鉱は
まだ比較的景気がよかった。

　会社の好意で炭坑の切羽まで案内していただいた（**写真6**）。坑道
を進むとだんだん湿度が高くなり、切羽に近づくと這って進むよう
になった。炭坑の仕事が、炭じん爆発による死亡や一酸化炭素中毒、
落石による頸椎損傷などの重篤外傷、粉じん吸入によるじん肺、高
温多湿による熱中症など危険の大きいことは知識としては知ってい
たが、切羽の作業を近くで直接見て、その危険を実感した。また、
炭鉱の医師からは炭坑内の落石による頸椎損傷により四肢が麻痺し
てしまった患者で、奥さんに逃げられてしまった悲劇的な話などを
聴いて、医学では治療できない労災疾病の深刻さに医学生として大

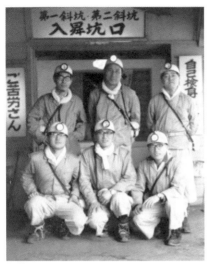
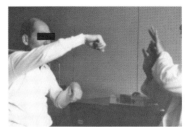
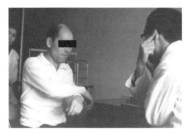

田中、会社の案内、二塚
松本、竹内、有松

写真7　三池炭鉱入口（1969）

写真8　患者の神経学的テスト

きなショックを受けた。

　その後、1963年11月9日に、三井三池炭鉱三川炭鉱で炭じん爆発事故があり、死者458名、一酸化炭素中毒（CO中毒）患者839名を出した。この事故は、戦後最悪の炭鉱事故・労災事故と言われている。1969年4月に熊本大学公衆衛生学教室の二塚先生、有松先生、名古屋大学衛生学教室の竹内、松本、田中が三池炭鉱を訪問した（**写真7**）。炭坑は整備され、切羽まで立ったままで歩いて入れるように、環境も大いに整備されていた。しかし、1963年の爆発で中毒にかかった患者の診察に立ち会う機会があり、深刻な脳神経機能障害の後遺症と家族の方たちのご苦労に衝撃を受けた（**写真8**）。

参考文献

1）名古屋大学衛生学教室五十周年記念誌　1985年12月
2）日本産業衛生学会東海地方会史　1986年4月

Ⅱ 労働衛生相談室、港湾労働者の腰痛症、ダイナマイト工場の突然死

1. 労働衛生相談室を開設

　日本では産業の急速な発展に伴って、職業病が多発した。1962年5月に山田信也（当時、衛生学講師、後に名古屋大学公衆衛生学教授）が大学病院の医療社会事業部の中に労働衛生相談室を開設し、広く労働衛生の相談に応じることになった。**図1**は半年間の労働衛生相談のまとめを山田が1963年の日本産業衛生学会で報告した壁発表である。患者、臨床医、労働組合などから、様々な労働衛生の課題が寄せられていることが分かる。

　私は1964年に衛生学教室の大学院に入学した。当時の衛生学教室では大学院教育の基本方針として、労働衛生の専門家になるためには広く労働衛生の課題を勉強することと、労働衛生の研究に従事し、研究者になるための修練を積むことが求められた。そして、労働衛生の勉強のために、週1回相談室に詰めて、相談を受け、様々な課題に取り組むことになった。それぞれの相談事例については、事業所、監督署、労働組合への働きかけや、職場の調査、報告書の作成などその対応は大変であった。そのために、研究者ごとに課題を分担して対応することになった。衛生学教室のメインテーマであった有機溶剤中毒の他に山田信也は林業労働者の振動障害、松下敏夫は

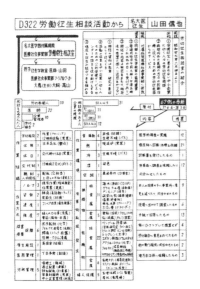

図1　半年間の労働衛生相談活動の学会発表

タクシー運転手のむち打ち症、前田勝義はキーパンチャーの頸肩腕症候群、竹内康浩は腰痛症などを分担した。各自の研究の発展に伴って忙しくなり、労働衛生相談として重要な課題が沢山持ち込まれたが、十分に対応しきれなくなった。

2．港湾労働者の職業性腰痛症

　私の入局当時（1969年）は産業の合理化による日本の高度成長が始まった時期で、それに伴う職業病が多発していた。その中の一つとして私は腰痛症に取り組むことになった。当時、名古屋港は神戸港と横浜港の中間港で停泊期間も短く、港も比較的浅いために、岸壁に大型貨物船が直接接岸できず、一旦はしけに荷物を降ろし、はしけで接岸して陸揚げする仕組みであった。はしけ労働者は**写真9**のように不安定な足場の作業を行い、腰に負担の大きい作業であった。産業の急激な発展とともに仕事量が急激に多くなって、労働者の腰痛症も急増した。そのために、国が腰痛症を職業病として認定

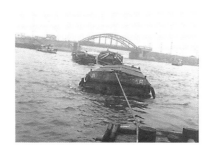
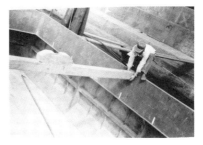
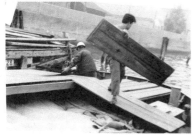
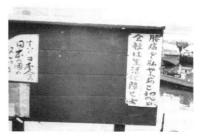

写真9　名古屋港のはしけ労働者と腰痛症

し、職業性腰痛症の患者が治療や補償を受けられ、その予防対策が講じられるように要求する労働者の大きな運動が発展していた。職業性腰痛症については、①痛みを客観的に証明することが難しいこと、②椎骨や椎間板に異常が認められないものも多いこと、③仕事によって発生したものと仕事に関係のない日常生活で発症したものとの区別がつきにくいこと、④腰痛症の発生頻度が高く、多くを労災保険でカバーすることが困難であったことなどの理由で、労働災害と認定され、補償されることは少なかった。調査中にはしけ労働者と話していると彼らの多くは三河弁であることに気付いた。私も三河の出身でその方言が懐かしかったので、その由来を聞くと、彼らは三河の漁師かその子孫で、産業の発展とともに仕事が増え、名古屋港で専らはしけの仕事に従事するようになったとのことであった。

　この腰痛症の調査の中で、建設現場など道路状態が非常に悪く、運転席も硬いために、生コン車の運転手に腰痛症が多いことが分かり、その調査を始めた。途中で、腰痛症対策に熱心で、我々の調査に協力的であった労働組合の委員長が、自分の激しい腰痛と対策がはかどらないことに悲観して自殺してしまった。調査に参加した医学生とともに大きなショックを受けた。産業の合理化と生産性向上の狭間で腰痛症に苦しむ労働者に対して、自分たちの非力さを痛感させられた。

　最近、「港湾労働40年の末　Aさんの腰痛を労災認定」というニュースを見て、労働者の長年の苦労を考えると、なんともやりきれない気持ちである。

3．ダイナマイト製造工場のニトログリコール中毒

　私は大学院入学時から、先輩の松下敏夫（当時助手、鹿児島大学名誉教授）と一緒にTダイナマイト製造工場に週1回出かけて、健康管理や研究に参加した。工場のダイナマイトを製造する作業場（工室）は出入り口以外の三方を土塁で囲まれていた。これは1カ所の

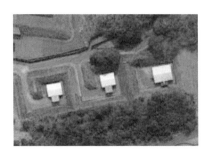

写真10　製造工室の衛星写真

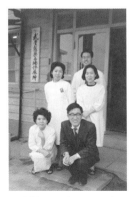

看護師と竹内、早川医師

写真11　Tダイナマイト製造工場
　　　　診療所

工室で爆発が起きても、隣の工室への誘爆を防ぐためである。**写真10**はこの工場の工室の衛星写真である。また、製品を取り扱う作業場の床は衝撃による爆発を防止するために鉛で被覆されていた。以前には何度も爆発事故があったと聞かされ、職場巡視の時には緊張した。その上、職場巡視の後では意欲を削ぐようないやな頭痛に悩まされた。**写真11**は当時の工場の診療所の玄関である。早川哲夫医師は後の名古屋大学第2内科の教授である。

　爆薬の原料としては、従来はニトログリセリン（融点14℃）が使われてきたが、ダイナマイトの凍結防止、製造工程の安全性、グリセリンより低価額などのために、ニトログリコール（融点－22.4℃）が混合使用されるようになった。以前から不凍ダイナマイトに少量使用されていたが、石油化学の発達により原料となるエチレングリコールが安価に製造できるようになり、ニトログリコールの配合率が25～85％に増加した。その結果、ダイナマイト製造職場ではニトログリコール中毒が世界的に多発した。我が国におけるニトログリコール中毒は1959年及び1960年に6名の死亡例が出て一躍注目を集めた。主な中毒症状は激しい頭痛、血圧低下、月曜日の朝の突然死などであった。久保田重孝編の『職業病とその対策』（興生社）が1969年に出版された。当時、この本は労働衛生に携わる者の教科書

表1　日本における Ng 中毒死亡例一覧

工場名	姓　　　　名	年令	性別	勤続(年)	死亡年月日	曜日
A	玉〇ッ〇子	39	♀	11	昭　34.　6.　15	月
	三〇　守	40	♂	12	昭　34.　12.　14	月
	田〇　静	35	♀	17	昭　35.　9.　5	月
	高〇島〇	44	♂	18	昭　35.　9.　4	日
	田〇三〇治	51	♂	15	昭　35.　12.　9	金
B	吉〇　靖	37	♂	10	昭　32.　6.　17	月
	迫〇憲〇	43	♂	11	昭　34.　3.　9	月
	吉〇憲〇	39	♂	6	昭　34.　8.　4	火
	宮〇正〇	53	♂	17	昭　40.　8.　7	土
C	森〇　勝	46	♂	23	昭　38.　9.　23	月

（久保田重孝編『職業病とその対策』興生社p.182）

　的な存在であった。その著書の中で、久保田はニトログリコール中毒について、177〜222頁にわたって詳述している。1959年、1960年に多くの突然死が発生し、労働組合（合化労連及び全繊同盟）の要請に基づいて、1960年12月に中央労働基準審議会衛生部会のもとにニトログリコール中毒予防専門委員会が設けられた。久保田が専門委員会の責任者として、その成果をまとめたものである。私は研究会に松下のお供をして何度か出席した。社会的に関心が高まり、多くの研究者がニトログリコール中毒に取り組んだ。突然死の機序についてもいろいろ研究されたが、十分解明されないまま、労働条件の改善によって、突然死の報告はなくなったが、作業者の頭痛と血圧低下の改善は困難であった。1963年にダイナマイト圧伸作業に20年間従事していた46歳男性の突然死がこの工場でも発生した。大学から派遣の産業医をしていた松下が事例をまとめ、「産業医学」に報告した。その概要は次の通りである。

T工場の突然死の症例

　症例：46歳男性。ダイナマイト圧延作業者、1937年8月入社。2年間ダイナマイト収函作業に従事。その後3年間応召したが、以後、

死亡まで20年以上、ダイナマイト圧伸作業に従事した。

　死亡時の状況：1963年9月23日（月曜日）、午前7時13分、会社へ出勤。家族及び同僚の話では、当日の本人の様子は、いつもとほとんど変わりがなかった。7時43分頃、圧伸工室到着直後、突然転倒（この時の状況を直接見た者はなく、従って、いかなる状態で倒れたか詳細は不明）。直ちにかけつけた同僚の話によれば、「うつぶせに倒れ、両腕は腰のあたりに真直ぐに伸ばし、手首より先がふるえていた。仰向けにしたところ、顔面蒼白（しばらくして赤くなった）、両眼を開き、両腕は肘を曲げた状態で1〜2分痙攣、側頭部も激しく搏動していた」。担架が手配されていた7時45分頃、同僚が前膊をふれたが、既に脈拍は感じとれなかった。8時1分頃、診療所へ到着。顔面蒼白、脈拍ふれず、瞳孔拡大。ビタカンファー2本注射したが絶望状態だった。8時7〜8分頃、医師が死亡を確認した。同日午後2時30分頃、名古屋大学で剖検に付された。

　剖検所見：心臓：心外膜は脂肪高度沈着、冠動脈はごく軽度蛇行、心室の乳頭筋肉柱は発育不良。甲状腺やや大、副腎左右ともに非常に菲薄。大脳高度水腫、脳室やや拡張。

　組織学的所見：心臓；心筋は全般にやや萎縮性、特に左心室壁の心筋断裂著明。副腎は皮質萎縮菲薄化、実質細胞泡沫状。

　ニトログリコール中毒死と判断された根拠：①ダイナマイト圧伸作業に長年月従事、②死亡時のニトログリコール濃度は許容濃度より低かったが、以前はかなり高濃度であり、作業方法などによりニトログリコール曝露はかなり大きかった、③死亡が休み明けの月曜日の朝であった、④剖検結果は他に直接死因になりうる疾患や原因が見いだせなかった、⑤かかる急性死の原因となりうる身体的異常や既往症は全くなかった。

　松下はT工場のニトログリコール中毒患者の症状や死亡者の剖検所見、労働者の健康診断などから自律神経系や下垂体－副腎皮質系への影響に注目し、ニトログリコール曝露労働者の調査研究を行った。

T工場の労働者の調査結果の要約

　ニトログリコール（Ng）曝露者175名と非曝露者68名の自覚症状調査では頭痛が曝露者74.0％、非曝露者21.0％で、頭痛が曝露者に有意に多かったが、それ以外の症状は差が認められなかった。ニトログリコール曝露者と非曝露者を次の4群に分けて副腎皮質機能を比較した。A群（曝露者）：男子9名＋女子10名、B群（非曝露者）：男子10名＋女子10名、C群（曝露者）：男子10名＋女子10名、D群（非曝露者）：男子10名＋女子10名。年齢は各群ともに男性は45歳以下、女性は20〜35歳で、ニトログリコール曝露歴は男性10年以上、女性5年以上を被験者とした。A、B群にはACTH 25mgを筋注し、C群とD群にはACTHを筋注しないで、通常の勤務をして、好酸球数の変動を調べた。出勤直後（AM7：30または AM8：00）に採血し、4時間後に再び採血し、好酸球数を測定した。その結果、曝露者は非曝露者に比較して、副腎皮質の反応性が低下していた（図2）。

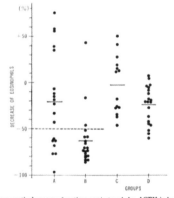

NITROGLYCOL AND ADRENOCORTICAL FUNCTIONS

Fig. 1.　Adrenocortical reserve functions conjectured by ACTH-induced eosinopenia.

ACTH（＋）　　　ACTH（－）

図2　Ng 曝露者の副腎皮質の反応性低下[4]

　長期にニトログリコールに曝露されていた労働者のその後の健康状態がどうなったかは不明である。

　この研究に参加して、松下先生から研究者になるための基本的な手ほどきを受け、私のその後の研究に大きな影響をもたらした。研究をする上での戒めとして、「研究で手を抜くと後で後悔する」といわれ、遵守することに努めたが、後の研究では後悔することが屡々であった。

一酸化窒素（NO）の生理作用発見とノーベル賞

　ニトログリコール中毒は、頭痛、血圧の低下、起立性低血圧、月曜日など休み明けの朝の突然死などが発生し、その発症機序について研究がなされた。機序の説明として、ニトログリコールの血管拡張作用により、頭痛の発症、血圧の低下、禁断現象による休み明けの冠血管収縮により、心臓の虚血が生じ、その結果突然死が発生するというものであった。すなわち、ニトログリセリンとの共通項としてNO基の作用による血管拡張作用が考えられた。血管を拡張させる物質として内皮由来の弛緩因子（EDRF）が存在することは、以前から知られていた。1987年にこの物質が一酸化窒素であることが証明され、一酸化窒素が持ついろいろな生体作用の研究が一気に開花し、その生物機能は1980年代において驚くべき発見として迎えられた。1998年のノーベル生理学・医学賞は一酸化窒素のシグナル機能の発見により、ムラド（Ferid Murad）ら3名に授与された。残念ながら労働衛生からのニトログリコール研究がノーベル賞受賞研究に直接貢献することはなかった。

参考文献

1）久保田重孝編　職業病とその対策　興生社　1969
2）松下敏夫．産業医学1965；7：455-459
3）松下敏夫，竹内康浩．産業医学1967；9：4-8
4）Matsusita T, Takeuchi Y, Miyagaki H. Ind Health 1969; 7 :22-30

Ⅲ 1,1,1,2- テトラクロロエタンの毒性、塩化ビニル中毒、錫村満産業医

1．1,1,1,2- テトラクロロエタンの毒性実験

　東亜合成名古屋工場の錫村満産業医は名古屋大学衛生学教授井上俊と大学の同級生で、衛生学教室の同門であった。そのために我々はその健康診断に参加したり、学生実習のフィールドとしてしばしば活用し、東亜合成は名古屋大学衛生学教室にとっては教育工場のような存在であった。

　私が大学院生の時、錫村から衛生学教室に1,1,1,2-テトラクロロエタンの毒性評価の依頼があった。その背景は、1,1,2-トリクロロエタンは肝臓毒性が非常に強いことが知られていたが、ダウケミカル社が構造異性体の1,1,1-トリクロロエタンは肝毒性が弱いことを見出して、1,1,1-トリクロロエタンを毒性の低い有機溶剤として開発し、大々的に売り出したからである。東亜合成はトリクロロエチレンのメーカーの一つで、ダウケミカルに対抗して、新しい溶剤の開発に取り組んでいた。教室では大学院生にとって化学物質の毒性評価の実験研究の訓練としてよい機会であるということになり、私が引き受けることになった。実験結果は肝毒性が1,1,1-トリクロロエタン＜1,1,1,2-テトラクロロエタン＜1,1,2,2-テトラクロロエタンであり、1,1,1-トリクロロエタンに対抗する商品にはなり得ないと判断されて、会社は商品化することを断念した。しかし、この実験は後のノルマルヘキサンとその異性体の毒性や１-ブロモプロパンと２-ブロモプロパンの毒性など、構造異性体による毒性の相違について考える上で重要な経験となった。化学構造から毒性を予測することは中毒研究者にとって極めて魅力的であるが、依然として難しい課題である[1]。

2．錫村満産業医の活躍

　錫村は工場ではいつもナッパ服を着用し、よく職場を巡視していた（**写真12**）。当時は水銀を使って塩水を電気分解し、苛性ソーダと塩素を生産する職場があり、水銀は散乱していた。錫村は水銀対策にも精力的に取り組んでいた。また、東亜合成名古屋工場ではアクリル酸エステル合成にニッケルカーボニルを使用していた。衛生学教室には先輩が実験に使ったニッケルカーボニルが保管されており、その危険性を知り急いで処分したことを覚えている。1969年1月26日に東亜合成名古屋工場で、アクリル酸エステル、ニッケルカーボニル等の混合液が漏れ、火災が発生した。1969年度日本産業衛生学会東海地方会資料によると、消防士69名、他社消防員27名、工場自衛消防隊員他58名、合計154名が消火に従事し、ニッケルカーボニル蒸気を吸入した。消火後に装置内に立ち入ったものも含めて、127名にニッケルカーボニル中毒の何らかの症状が出現し、96名が13の医療機関に入院した。そして、ニッケルカーボニル中毒治療委員会（委員長：皿井進・大同病院院長・産衛東海地方会長）が結成され、錫村産業医はその対応に奔走した。多くの関係者の協力で、憂慮された急性中毒による死者は1名も出さず、全員が治癒退院（最高4カ月入院）した。その経過は日本産業衛生学会東海地方会で、延べ19名の演者により、5時間にわたって報告された[2]。また、要旨は日本産業衛生学会総会で3題が報告された（産業医学1970;12:266-267）[3]。しかし、出版する予定であった詳細な記録が論

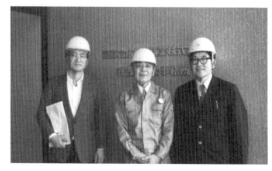

竹内　　　　　錫村　　　　　劉

写真12　東亜合成名古屋工場前にて

文として残されていないのは残念である。

　錫村は経験豊かな化学工場の産業医として、塩化ビニル中毒予防対策などでも活躍し、企業や行政の対応を、産業医学ジャーナルの創刊号（1978）から24回（1982）に亘って、「新・青い鳥物語－塩ビ禍と闘った人々」で詳述している。後に、これを纏めて『技術者と産業医－塩ビによる新しい職業病との対決－』（産業医学振興財団、1985）を出版している。

3．塩化ビニル中毒

　合成樹脂の代表である塩化ビニルの我が国の生産高は60年代から70年代の初めに急増した。1974年には塩化ビニルモノマーに直接曝露される労働者の数は22社36工場で、約7,500人に達した。塩ビモノマーは軽い麻酔作用以外にはあまり毒性は知られておらず、当時の労働環境の許容濃度は500ppmと高い値に設定されていた（ACGIH、1966）。しかし、Mutcher ら（1968）の塩ビ製造工場労働者の調査では、β-リポ蛋白、黄疸指数、BSP が若干異常値を示し、塩ビモノマーの平均濃度は160ppm、塩化ビニリデン約 5 ppmであった。この報告をもとにACGIHは1971年に許容濃度を200ppmに下げた。しかし、既に1957年に旧ソ連の Filatova らは塩ビ労働者に攣縮性の血管異常が生じることを報告し、ルーマニアの Suciu らはレイノー症候群と皮膚の硬化、肝腫、脾腫を報告している。1966年以来、欧米でも塩ビ労働者に肝の腫大、指の蒼白、皮膚の硬化、四肢骨端の溶解などの健康障害が相次いで報告された。我が国では1969年に東京で開催された第16回国際労働衛生会議で外国の研究者から塩ビ重合缶の清掃作業者に四肢骨端溶解症が発生していることが報告され、塩ビの毒性について関心が高まった。その後、塩化ビニルモノマーを重合して塩化ビニル樹脂を合成する重合缶の清掃作業に従事して高濃度曝露を受けていた労働者に、手指の指が白くなる、皮膚が固くなる、四肢の骨端が解ける、門脈圧亢進症、肝血管肉腫（悪性腫瘍の一種）などの健康障害が発生していることが、次々と世界的に

報告されるようになった。

［ 我が国の症例 ］

1）レイノー氏病様症状

　久保田[4]によると、1954年に東北地方の工場で、塩ビを製造する部署の作業者10数名中数名にレイノー氏病様症状が発生して問題となった。しかし、この原因は突き止められなかった。増田[5]は17〜18年後の追跡調査でレイノー氏病様症状を呈した3名のうち2名に両手の手指と足趾の骨の一部に変化が見られ、1名に左手の拇指、示指、中指のみに変化が見られたが、白指発作は認められなかったと報告している。

2）四肢骨端溶解症と皮膚、血管などの変化に認められた症例[6]

　症例：23歳男性。1959年12月にM社の名古屋工場に就職し、1960年1月から塩ビ重合缶の清掃作業に従事し、重合缶の内部の付着物を毎日3〜4基、1基あたり30〜45分かけて掻き取る作業であった。重合缶の清掃作業に従事するようになって、下痢が多くなり、睡眠障害、食欲不振も現れた。就業約2年後に指の先端が冷たくなり、冬季寒冷時には両側の手指先端に白指発作が出現した。手の白変は徐々に拡大し、手掌全体が白くなった。両手の皮膚も硬くなり、両手背に数個の硬結ができた。1964年5月に名古屋大学病院を受診し、

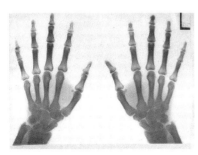 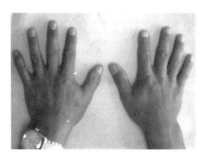

写真13　右手第2〜4指の骨の変形と　　写真14　右手第2〜4指の短縮
　　　　短縮

両前腕部レイノー症候群と診断され、7月に右第Ⅱ、Ⅲ胸部交感神経節切除術を受けた。術後は皮膚が柔らかくなり、白指発作は軽快した。退院後は重合缶の清掃作業に従事していない。塩ビ中毒が疑われて、1972年7月に当時の記録を調べると、右手の第2～4指の骨端の変形と短縮（**写真13**）、右手第2～4指の短縮（**写真14**）、皮膚の真皮の結合組織の肥厚（**写真15**）と血管内皮の肥厚（**写真16**）、が認められ、塩ビ曝露歴や症状の経過等から塩ビ中毒による骨端溶解症と診断された。

3）肝血管肉腫の症例

　症例：53歳男性。1953年4月から1963年11月まで、塩ビ重合缶の清掃作業に従事し、その後は他の職場に移った。1974年6月頃から

《巻頭カラー図版　写真15、16、17》

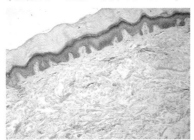
写真15　皮膚真皮の結合組織の肥厚

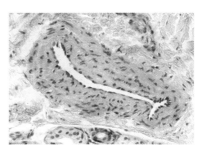
写真16　皮膚の血管内皮の肥厚

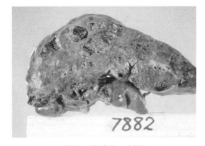
肝臓の海綿状の割面

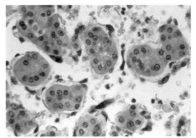
肝臓の腫瘍細胞

写真17　肝血管肉腫患者の剖検標本

全身倦怠感が出現し、塩ビ中毒がマスコミでも取り上げられて、心配になって名古屋大学病院を受診した。診察の結果、肝の血管肉腫と診断されたが、予後不良の悪性腫瘍のために、本人に知られることを恐れて、公表しないで治療が続けられた。1975年10月24日に腹腔内出血のために死亡し、剖検の結果肝血管肉腫が確認された（**写真17**）[7]。

　稲垣はM社の塩ビ重合缶の清掃作業に従事した労働者の調査で、門脈圧亢進症（Banti病）2例を報告している[8]。

　塩ビ中毒の症状や所見は、麻酔作用、下痢、不整脈、肺機能障害、四肢骨端溶解、門脈圧亢進症、肝血管肉腫など多彩である。従来、毒性が小さいと考えられていた化学物質も使われ方によっては重大な中毒を発生することを示した事例である。

　日本産業衛生学会は1975年に塩化ビニルの許容濃度を2.5ppm、発がん性分類第1群（ヒトに対して発がん性があると判断できる物質・要因である。）に改訂した。

4．錫村満の原爆体験と産業医学

　ある機会に、「先生はなぜ産業医になられたのですか」とお伺いしたら、「開業医は子供の教育によくない」と意外な答えであった。因みに、長男の寛海氏は名古屋大学を卒業後トヨタ自販に入社され、欧州トヨタの副社長を務められた。次男は名古屋大学環境医学研究所の神経免疫学の教授を務められた。ある日、錫村満先生から先生の著書『似島原爆日誌　若き軍医の回想録』（汐文社，1986年）（**写真18**）をいただいた。錫村先生のあの少し控えめな様子で、「私の自伝的な小説ですが、興味があったら読んで下さい」と言われた。恥ずかしながら、私は「似島」が何か全く知らなかった。ぱらぱらと読み始めて驚いた。そして一気呵成に読み終えて、大きな衝撃を受けた。本の「はじめに」で「筆者は広島の南方海上3キロメートル隔てた似島（にのしま）にいて、その（原子爆弾の）炸裂をこの眼で見て、何秒か後でその爆風である熱風に出会うことになった。そ

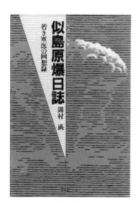

写真18 錫村満著「似島原爆日誌
若き軍医の回想録」
（汐文社、1986年）表紙

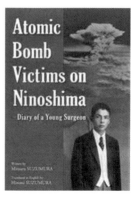

写真19 若き日の錫村満

　の直後から１カ月、救護と防疫のために市内を駆けまわり、９月上
旬には兵役が解除され、筆者の本来の職場である名古屋鉄道病院外
科に帰った。ところが、すぐ後の９月下旬から突然高い熱を出して
倒れた。熱は連日40℃から42℃に及び、てっきり広島で見た原子爆
弾症に違いないと思いこみ、生存を諦めていたが、２カ月ほどで立
ち直ることができた。」と書かれている。本文は若い軍医の被ばく者
医療の奮戦記であり、この臨時の野戦病院で、若い医師藤村が被爆
者の治療に悪戦苦闘する様子が、淡々と記述されている。似島は広
島港の南、約３kmに位置する小さい島で、1895年（明治28年）か
ら第二次世界大戦終了直後まで陸軍の似島検疫所が置かれていた。
1945年広島市への原子爆弾投下後には、検疫所が臨時の野戦病院と
して使用され、１万人とも言われる被災者が似島に運び込まれた。
『似島原爆日誌　若き軍医の回想録』は産業医学ジャーナル1984(1)か
ら1985(6)まで12回にわたって連載され、それをまとめて1986年に汐
文社から自費出版された。長男の寛海氏に本を手渡した時、「ひまが
あったら、英語かフランス語に訳してくれるといいけどな」といわ
れた。出版の約２年後に錫村満は69歳で亡くなった。寛海氏は多忙
であったために、ビジネス界から離れた2009年に翻訳に着手し、2013

年に "Atomic Bomb Victims on Ninoshima - Diary of a Young
Surgeon," Written by Mitsuru SUZUMURA.(**写真19**) を電子出版
した。錫村満は似島の経験を我々に直接話されたことはなかったが、
産業医としての精力的な活躍のバックボーンになっていたように思
われる。きわめて稀有で貴重な経験であり、医療関係者に読んでも
らいたい著書の一つである。

参考文献

1）竹内康浩. 産業医学1966；8：371-374
2）昭和44年度日本産業衛生学会東海地方会資料（1969.11.30 岐阜大学医学部）
3）産業医学1970；12：266-267
4）久保田重孝. 労働科学1957；33：1
5）増田義徳. 産業医学1970；12：457
6）竹内康浩他. 産業医学1973；15：385-394
7）稲垣孝雄他. 肝臓1975；16：238
8）稲垣孝雄. 日本災害医学会誌 1977；25：651-657

Ⅳ ベンゼン中毒の造血障害から　トルエン中毒の中枢神経障害へ

1．石炭の増産とベンゼン中毒の多発

　日本は戦後の復興のために、比較的豊富な石炭を掘り出して、燃料や化学原料として使用した。石炭からはベンゼンが取り出され、有機溶剤として使用されるようになった（写真20、図3）。その結果、ベンゼン中毒が多発した。ビニルサンダル製造作業者はベンゼンで生ゴムを溶かした接着剤を使用して、高濃度のベンゼンに曝露されて重篤な再生不良性貧血が発生した。製品と作業場の1例を示した（写真21）。そのために、職場の環境改善や健康診断等の対策が行われ、行政的にもベンゼン入りの接着剤は禁止され（1960）、有機溶剤中

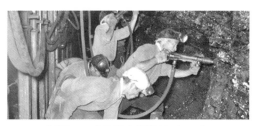

写真20　北海道夕張炭鉱 （1955）

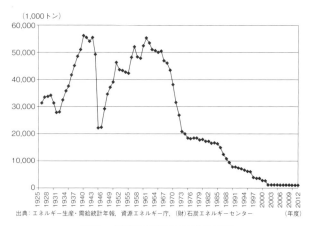

出典：エネルギー生産・需給統計年報，資源エネルギー庁，（財）石炭エネルギーセンター　　　　（年度）

図3　日本の石炭生産量の推移

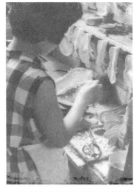

ベンゼン含有の接着剤の使用

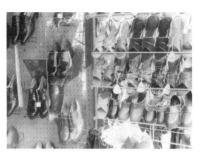

合成皮革の履物の普及

写真21　再生不良性貧血が発生したヘップサンダル職場（原一郎提供）

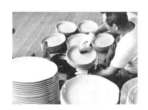

ラスター塗り

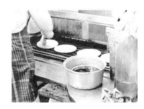

金線塗り

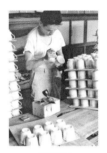

金線引き

写真22　陶磁器工場でのベンゼン使用

毒予防規則が制定されて（1961）、ベンゼンの使用は厳しく規制されるようになった。ベンゼンに代わって、毒性が比較的弱いと考えられたトルエンやノルマルヘキサンなどが用いられるようになって、大きなベンゼン中毒事例の発生は見られなくなった。しかし、その後も意外なところでベンゼンが使われており、散発的には中毒の発生が見られた。1980年に瀬戸の陶磁器工場の健康診断で数名に貧血が見つかり、調査に出かけた。陶磁器の釉のラスターや金液の溶剤としてベンゼンを使用すると、伸びがよく優れた製品ができるので、化学薬品として購入し、一升瓶などに小分けして、使われていた。健康診断と環境調査の結果からベンゼン中毒による貧血と診断さ

れ、他の溶剤に変えるように指導した（**写真22**）。

　ベンゼンはその後、白血病の原因物質と認定され、発がん物質として取り扱われることになった。日本でも1960年以前は多くの職場でベンゼンが使用され、多くの労働者がベンゼンに曝露されて働いていた。白血病の潜伏期は数年から十数年にも及び、ベンゼン曝露による白血病も多数発生していたと推測されるが、日本ではベンゼン曝露者の追跡調査はほとんどできていない。

2．トルエン中毒の実験研究と症例解析

　私は1964年に大学院に入学して、研究テーマを決めることになった。大学の小さな研究室としては、テーマを絞り込む必要があった。教室に研究の蓄積があり、先輩の研究者がいるということで、有機溶剤中毒の研究を選択することになった。もっとも広く使用されている有機溶剤であるが毒性はよく分かっていないトルエンの毒性解明と許容濃度設定が重要な研究課題と考え、私と同級生の故前田勝義が中心となってその研究に取り組むことになった。

①　ラットを用いた吸入曝露実験

　トルエン曝露職場の調査結果から、造血器系の変化、中毒顆粒の出現、白血球の貪食機能の低下、中枢神経機能の変化などが認められており、これらを指標として動物実験を始めた。労働現場に近い条件で、実験計画を立て、当時の許容濃度200ppm を含む３段階の濃度で、長期に吸入曝露することが計画された。故前田が中枢神経毒性を、私は血液と副腎機能を中心に研究することになった。私は松下敏夫助手（鹿児島大学名誉教授）の指導の下に研究をはじめた。前田は中枢神経への影響を研究するために、神経行動学的な装置の工夫を行った。私達の研究は慢性トルエン曝露の量・反応関係を解明し、許容濃度の設定に貢献しようとするものであった。そのためには、当時のトルエンの許容濃度レベルを含む３段階の濃度（200、1,000、2,000ppm）で、統計処理に耐えうる数の動物（１群８匹）を

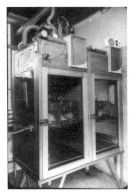

写真23　有機溶剤曝露装置 2 号機

長期に曝露できる装置が不可欠であった。当時は大学には研究費は少なく、手作りで有機溶剤曝露装置 2 号機の製作に取り組んだ（**写真23**）。曝露装置の製作には故前田の力が大きかった。手動で濃度調整を行わなければならず、頻回に濃度調整が必要であった。そのために、曝露時間は調整が可能な午後 3 時〜11時に設定した。学会で、なぜ夜に曝露するのか問われたことがあった。曝露濃度の調整に都合の良い時間帯に設定したのであるが、偶々その時間帯はラットの活動期であり、結果として曝露条件としてはよかった。実験結果は雄ラットの長期曝露実験では造血器にはほとんど影響がないこと、好酸球数の変化が著明で、副腎皮質系への影響が強いこと、200ppm 以上の曝露濃度では明らかな変化が認められたことであった（**図 4**）。

　この実験結果が Ind Health に掲載され、米国の ACGIH のトルエ

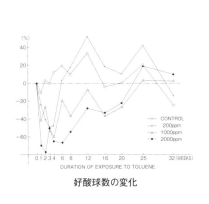

好酸球数の変化

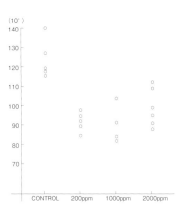

副腎重量の変化

図 4　吸入曝露実験による好酸球数の変化と副腎重量の変化

ン許容濃度を200ppm から100ppm に改訂する根拠の一つとして引用されたことを知った時にはうれしかった[1]。この研究は松下をはじめ衛生学教室の多くの方々の支援による共同研究であった。しかし、当時の学位論文は単名のものに限られていたために、共同研究者のご好意によって、竹内単名の論文にして発表した。多くの医学研究は共同研究が主流であり、この制度の弊害が問題となり、その後学位論文も共著論文の筆頭著者でよいことになった。

② トルエン中毒の症例研究(1)：間脳－下垂体－副腎皮質系への影響[2]

トルエンを主として使用するインキ工場の職場で、めまい、頭痛、耳鳴、不眠、微熱の持続、吐き気、嘔吐、体重減少、下肢痙攣などの症状を持つ患者が2名発生した。検査所見で、間脳－下垂体－副腎皮質系の機能低下と半身の知覚鈍麻、起立性調節障害、脳波の異常などが認められた。トルエンの曝露濃度は100～2,000ppm の高濃度が検出され、トルエンを主とする有機溶剤中毒による間脳症候群と診断された。職場を離れ、種々の治療が試みられたが症状の急速な改善は見られなかった。この症例研究は竹内（衛生学）、西崎恒男（内分泌内科）、高城　晋・馬淵千之（神経内科）の異なった専門家の共同研究であった。

③ トルエン中毒の症例研究(2)：神経系への影響[3]

当時、トルエンを主成分とする有機溶剤に曝露されて、健康障害を訴える労働者は多く、いろいろの職場の調査を行った。その一部を写真24～26に示した。

臨床所見と職場の調査によって解析した43例の中毒症例を馬淵（神経内科）らがまとめたものの一部を表2～4に示した。トルエンを主とした有機溶剤曝露者に神経系の愁訴、神経症状、脳波の異常が多く認められ、慢性中毒による中枢神経系の障害が注目された。

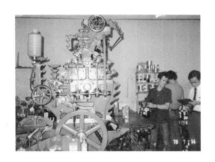
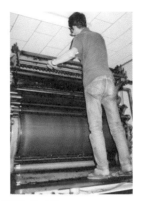

写真24　地図印刷職場（1978.7.14）

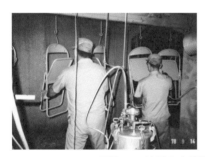
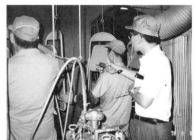

写真25　椅子の吹付塗装職場（1978.9.14）

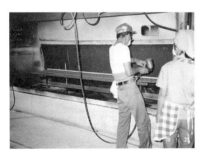
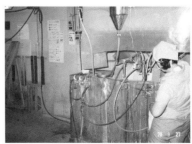

写真26　額縁の吹付塗装職場（1978.9.27）

表2　慢性有機溶剤中毒43例の愁訴

頭痛	31
四肢しびれ	20
消化器症状	17
めまい	13
視力低下	13
関節痛・筋痛	11
耳鳴・難聴	11
意識消失発作	7
体温異常	4

表3　慢性有機溶剤中毒43例の神経症状

中枢神経症状	13例
意識消失発作	7
半身知覚障害	5
発作性浮腫・チアノーゼ	4
体温異常	4
半身不全麻痺	3
半身脱力・異常感覚発作	2
頻脈発作	2

表4　慢性有機溶剤中毒症42例の脳波所見

基礎波の異常	30例
速波の混ずる不規則 α 波	10
びまん性不規則 α 波	11
低電位速波パターン	6
低電位びまん性徐波	1
高電位 α 波	2
異常波	20例
散発性徐波	6
高電位徐波群発	9
棘波または棘徐波結合	5
6 c/s 陽性棘波	6
メジマイド賦活（50mg）	29例
発作性異常波出現（＋）	15
発作性異常波出現（－）	14

参考文献

1）Takeuchi Y. Ind Health 1969; 7 :31-45
2）竹内康浩，西崎恒男，高城晋，馬淵千之．産業医学1972；14：563-571
3）馬淵千之，高城晋，竹内康浩，古池保雄，山内一征，柴田寿彦．医学のあゆみ 1974；88：97-106

V トルエンの国際衛生基準作成、トルエンの中枢神経毒性

1．トルエンの国際衛生基準作成への参加

　トルエンの IPCS Task Group on Environmental Health Criteria for Toluene（1984年9月2日～7日、ジュネーブ）に招請されて、会議に参加した。参加者は①トルエンに関する見識、②参加国のバランス、③専門分野のバランス等が考慮されて選択された。会議では月曜日から金曜日まで、毎日議論が行われ、それをまとめたものがToluene（Environmental Health Criteria 52 1986）として出版された。国際会議には不慣れで、英語力の乏しい私は日本の主な研究者の意見をお伺いし、トルエン中毒関連の文献別冊をいただき、草案に対して見解をまとめた文書（A4　12頁）をあらかじめ提出して会議に臨んだ。野見山一生先生（自治医大名誉教授）からは①WHOの図書館に置いてもらうように日本の研究者の論文別冊を持参すること、②日本での研究成果ができるだけ盛り込まれるように努力することなどの助言をいただいた。また、当時 WHO に勤めていた蟻田功先生に会議の前にお会いしてアドバイスをいただいた。蟻田先生は WHO の天然痘撲滅プロジェクトリーダーとして活躍し、1980年に WHO による天然痘根絶宣言を行い、1988年に日本国際賞を受賞された。

　本会議では議論されたことを Rapporteur がその日にまとめて文章化し、翌日に資料が配布され、意見が聴取された。私は日本語の論文でも要約と図表が英文になっている重要な論文は引用するように主張したが、日本語が読める人は少ないという理由で、限られたものしか引用されなかった。因みに、引用総数は445件で、日本の引用論文は英文44編、和文10編であった。竹内の主著7編、共著3編は英文であり、共著2編と名大衛生からの論文3編は和文であった。和文論文でもほかに重要なものがあったが採用されず、英文論文で

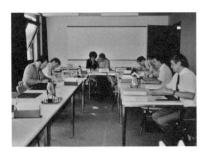

写真27　IPCS Task Group 会場

発表することの重要性を痛感し
た。**写真27**は会場の風景で、**写真
28**は竹内と参加者 2 人のスナッ
プである。インドから出席した

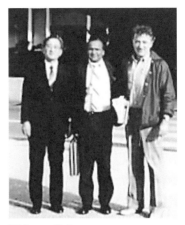

写真28　竹内　Pawar,S.S

Pawar, S.S.（Vice-Chairman、生化学教授）と親しくなり、昼食を
共にしてインドの家族制のことなど会話を楽しんだ。

2．トルエン中毒による中枢神経障害

　ベンゼンに代わる有機溶剤として、血液毒性が弱いトルエンやノ
ルマルヘキサンが使われるようになった。臨床所見としては脳波の
異常、意識消失発作、睡眠障害などを認められていたが、労働者の
トルエン単独曝露例は少なく、トルエン慢性曝露による動物実験で
トルエンの中枢神経系への影響を証明することを試みた。ラットの
脳波を長期にわたって測定する上で、動きの激しいラットの頭部へ
電極を安定して固定する必要があった。頭骸骨に電極を固定しやす
いラットや接着に適切な歯科用セメントなどの選択を試行錯誤で行
った。久永直見（当時大学院生）と適当な材料を探しに奔走した。
ラットから脳波が長期に繰り返し測定できるようになった時はうれ
しかった。トルエン曝露による脳波の変化の結果の一部を、**図 5** に
ラットの脳波、**図 6** に曝露中の α 波の減少、β 波や θ 波の増加など
の変化を示した[1]。**図 7** に慢性曝露による睡眠リズムの変化を示し
た[2]。また、抗てんかん薬により発作が抑えられていた患者が、高

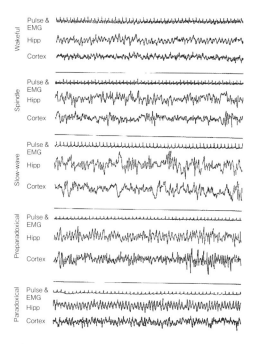

Fig. 2 *Pulse, EMG and EEG from dorsal hippocampus and cortex in each phase of the sleep cycle.*

100 μV
1sec

図5　ラットの脳波

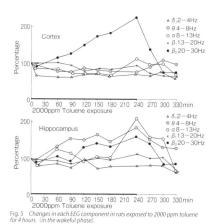

Fig. 5 *Changes in each EEG component in rats exposed to 2000 ppm toluene for 4 hours（in the wakeful phase）.*

図6　皮質のα波の増加（上）と海馬のθ波の増加（下）

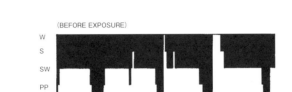

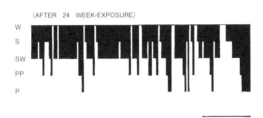

FIG. 2 － Interruption of the sleep cycle in the rat exposed to 2000ppm toluene for 24 weeks.
（w:wakeful, s:spindle, sw:slow-wave, pp:preparadoxical, p:paradoxical）

図7　睡眠リズムの変化

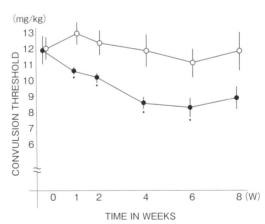

Fig. 2. Change of Convulsion Threshold.（Mean±SE）
（● exposed group, ○ control group）
*statistically significant（p<0.05）

図8　ラットのけいれん閾値の変化

濃度トルエンの曝露を受け、発作が発症した事例があり、ラットの実験でトルエン曝露がけいれん閾値を低下させることを示した（**図8**）[3]。

　その後、脳の中の変化を見るために、神経生化学的な研究を行った。トルエン100、300、1,000ppm を 1 日 8 時間、 1 週 6 時間、16週間曝露した実験で、中枢神経の神経細胞マーカー蛋白（γ-エノラーゼ、カルビンディン-D28K）及びグリア細胞マーカー蛋白（α-エノラーゼ、クレアチンキナーゼ-B、β-S-100蛋白）を測定した。その結果、 3 つのグリア細胞マーカー蛋白は100ppm 以上の曝露群で量依存的に上昇したが、神経細胞マーカー蛋白では量依存関係が認められなかった。従って、トルエンの中枢神経への影響は、主にグリア細胞への作用と考えられた（**表 5**）[4]。

　その後、CT や MRI など画像診断技術や脳神経科学は急速に発展

表5　トルエン慢性曝露による中枢神経のグリア細胞マーカーの変化

Table4　Content of glial cell marker proteins in rat CNS after chronic exposure to toluene

	Control (mean (SE))	*100ppm (mean (SE))*	*300ppm (mean (SE))*	*1000ppm (mean (SE))*
Cerebrum:				
α-Enolase	15·4 (0·4)	16·0 (0·7)	16·3 (0·4)	16·3 (0·5)
Creatine kinase-B	19·5 (0·6)	20·3 (0·5)	19·7 (1·0)	20·4 (0·6)
β-S100 Protein	3·29 (0·17)	3·60 (0·25)	4·02 (0·23)	3·67 (0·28)
Cerebellum：				
α-Enolase	14·7 (0·3)	16·7 (0·6)*	17·6 (0·5)**	17·7 (0·5)**
Creatine kinase-B	26·9 (0·7)	30·6 (0·8)**	32·0 (0·8)**	32·4 (0·8)**
β-S100 Protein	2·96 (0·12)	3·78 (0·32)	4·45 (0·12)**	4·79 (0·33)**
Brainstcm：				
α-Enolase	18·8 (0·6)	20·7 (0·8)	19·7 (0·4)	19·6 (0·7)
Creatine kinase-B	23·5 (0·6)	25·8 (0·5)	23·2 (0·7)	22·0 (0·8)
β-S100 Protein	4·13 (0·22)	4·71 (0·26)	5·17 (0·28)*	5·40 (0·30)**
Spinal cord：				
α-Enolase	26·0 (1·0)	25·6 (1·2)	26·8 (0·8)	24·0 (1·6)
Creatine kinase-B	40·2 (1·1)	36·8 (1·7)	37·1 (1·0)	34·5 (0·8)*
β-S100 Protein	4·25 (0·24)	4·14 (0·17)	4·99 (0·32)	5·74 (0·25)**

*p<0·05; **p<0·01; significantly different from control.
For each group n=8;all results are μg/mg soluble protein.

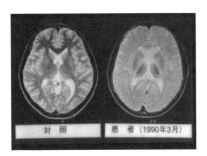
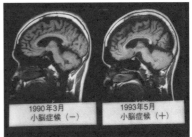

白質脳症白質脳症　　　　　　　　　　　脳の萎縮

写真29　トルエン嗜癖者の白質脳症と脳萎縮

したが、当時は動物実験に新しい画像診断技術を取り入れることは
困難であった。私達の研究もトルエンによる中枢神経障害に迫るに
は隔靴掻痒の感があった。また、実用的という意味で、国際的に自
覚症状チェック表や神経行動学的検査の普及が図られたが、あくま
で本質に迫るものではなく、最近の脳科学の進歩を踏まえた研究の
一層の発展が期待される。

　また、当時はシンナー遊びが流行していて、塗装職場ではシンナー
がしばしば盗難にあった。トルエンを主とするシンナー嗜癖者で歩
行困難や視力障害などの重篤な症状で大学病院に入院するものもあ
った。一種のトルエン高濃度曝露の人体実験のようなもので、トル
エンの毒性を解明するのに重要な症例と考え、健康障害とトルエン
の吸入濃度などを測定して検討した。**写真29**はトルエン嗜癖者の白

表6　トルエン中毒の症状と所見

曝露濃度	急性症状	慢性症状	機能的及び器質的変化
数千～数万 ppm	麻酔作用、幻覚	人格変化、無気力、判断力障害、知能障害、記憶力障害、歩行障害、言語不明瞭、視力障害、末梢神経障害	脳波の変化、視力障害、後天性色覚異常、脳の萎縮（CT）、白質脳症（MRI）等
100～1,000 ppm	粘膜刺激、軽度麻酔作用、頭痛、頭重、集中困難	頭痛、頭重、不眠、めまい、食欲不振、体重減少、性欲減退、易疲労、集中困難、短期記憶障害、認知症	脳波の変化、後天性色覚異常、脳の萎縮（CT）、間脳下垂体副腎皮質系、脳内神経伝達物質、ドーパミンレセプター、グリア細胞などの変化、肝機能異常
100 ppm　以下	軽度粘膜刺激	軽度の上記症状	神経行動学的検査の異常、記憶力障害、情緒不安定

質脳症と脳萎縮の例である[5]。白質脳症は可逆的変化で、脳の浮腫やグリオーシスが推測された。**表6**は労働者の中毒例とトルエン嗜癖者の曝露濃度別の症状及び検査所見をまとめたものである[6]。

3．トルエン中毒による中枢神経障害の国際的な話題

　国際的にも、下記のようにトルエンをはじめとする有機溶剤による中枢神経障害が改めて注目されている。

①　トルエン曝露者に若年性認知症の増加

　1980年にMikkelsenがトルエンを主成分とする有機溶剤に曝露されていた塗料工らに非曝露者と比較して、若年性認知症の相対危険が3.3〜3.4と有意に高いことを報告し、大きな関心を呼んだ。その後、賛否両論があったが、最近再び注目されるようになった。(Mikkelsen S. Scand J Work Environ Health Suppl 16:34, 1980)

②　有機溶剤長期曝露による脳障害の症例

　症例:57歳男性。塗装工として30年間種々の有機溶剤に曝露した。16歳の時に塗装工として働き始め、しばしば換気の悪いところで作業をした。作業終了後は手や腕から塗料を落とすために、種々の有機溶剤を使用した。患者やその家族は40歳前半に短期記憶の障害に気付いた。仕事を辞めて、塗料や有機溶剤に曝露されなくなるまで、症状は進行した。曝露を受けなくなってからも認知機能障害は持続していたが、主な症状の改善や進行は認められなかった。MRI検査では脳皮質の対照的な萎縮が認められ、灰白質より白質で顕著であった。患者の症状と所見は慢性トルエン中毒性脳症とよく一致し、アルツハイマー病や多発性脳梗塞による認知症とは異なっていた。(Feldman RG. et al. Environ Health Perspect 1999;107; 5 :417-422)

③　有機溶剤曝露者により認知機能の低下

　2013年にBerrらはフランス国立電気ガス会社従業員のコホート

調査で、塩化炭化水素系、芳香族炭化水素系、石油系のいずれの有機溶剤曝露者でも、認知機能低下が認められたと報告している。
（Berr C et al. Dement Geriotr Cogn Disord 2013;30:12-19）

参考文献

1) Takeuchi Y. Hisanaga N. Brit J Ind Med 1977;34;　314-324
2) Takeuchi Y. Hisanaga N. Ono Y. Arh hig rad toksikol 1979;30:465-475
3) Takeuchi Y. Suzuki H. Ind Health 1975;13;109-114
4) Huang J, et al. Brit J Ind Med 1992;49:282-286
5) Aiba I, et al. J Occup Health 1996;38:13-19
6) 竹内康浩. Brain Medical 1996; 8 :177-182

VI 夏の学校、有機溶剤中毒研究会、産業中毒便覧

1．東海地方 4 医系大学の分業と協力

　私が大学院に入った頃は東海地方には医系大学は名古屋大学、名古屋市立大学、三重大学、岐阜大学の 4 校しかなかった。そこで、4 大学の労働衛生に取り組んでいた若手の講師、助教授である名古屋大学衛生学山田信也講師、名古屋市立大学公衆衛生学島正吾助教授、三重大学衛生学坂本弘助教授、岐阜大学衛生学宮田昭吾助教授が中心となって、研究の協力と、得意とする分野の暗黙の分業が進んでいた。名古屋大学は有機溶剤、振動、名古屋市立大学はじん肺、鉛、三重大学は騒音、岐阜大学は金属、振動などを中心に研究していた。大学院生としては労働衛生を広く勉強するために、それぞれの分野で得意とする研究室を訪問して、教えを受けた。東海地方は大学も少なく、4 大学の分業と協力は若い研究者にとっては有益であり、相談や協力もしやすかった。

2．若手夏の学校

　医学部の研究は、経験豊富な教授や先輩の発言力が強く、若い研究者の自由な研究の発展を妨げる経験主義的な側面があった。理学部の物性若手夏の学校は1956年に初回が開催され、若手の物性研究者が毎年夏に集まり、数日間のセミナーを通して交流を深める場であった。講師の顔ぶれを見ると、第 1 回朝永振一郎、第 2 回坂田昌一など錚々たるメンバーが並んでいる。これが物理学の全国的な学問水準を向上させてきた。この流れを汲む名古屋大学の小林誠、益田敏英のノーベル賞受賞につながったと考えられている。坂田昌一の主導する名古屋大学理学部の研究活動に刺激されて、医学部の中でも比較的新しい学問分野の生化学などでは同じような夏の学校が開かれるようになった。名古屋大学衛生学教室でも若い研究者の自

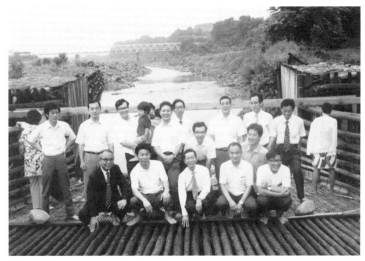

久永　　友国　野見山　小木　鈴木庄　原田　橋本　関
　堀口　　鈴木継　　河合　　池田　鈴木秀　竹内
写真30　夏の研究会参加者の一部（1973年夏、赤城山麓の鮎の簗にて）

由な成長を助ける教室運営が試みられた。大学では教授を頂点に、
助教授、講師、助手、大学院生、研究生などの職階があり、教室運
営についてはそれぞれの職務と責任があったが、研究を推進する研
究会議では職階に関係なく、研究者として対等平等の自由な発言が
尊重され、誰の意見でも正しいことが通るような配慮がなされた。
名古屋大学衛生学教室では教授室で研究会議が開かれ、自由な議論
が戦わされた。全国の労働衛生の分野でも鈴木継美、小木和孝、池
田正之、野見山一生などが中心となって夏の合宿が開かれ、私も参
加した。これは優れた先輩研究者に直接触れ、議論をする機会とな
り大いに啓発された。メンバーは限られていたが、学会とは違って、
ざっくばらんに議論ができ、若手研究者にとってはよい機会であっ
た。写真30は三洋電機の原田章産業医・環境部長のお世話で、群馬
県の赤城山麓にある会社の保養所で合宿し、近くの鮎の簗で撮った
ものである。これらの先生方から薫陶を受けた。「どんな研究をやっ

ているのか」、「どんな研究がしたいのか」という先輩からの質問に、若い私達は「労働者の健康のためになる研究をしたい」などと紋切り型の返事をすると、先輩からは「べき論だけではよい研究はできない」、「自分が面白いと思うことを夢中になってやることが、結果としてよい研究成果をもたらす」などと諭された。私の1年にわたる曝露実験を見て、ある先輩から「お前の研究のやり方は愚直だ」と言われたことがある。当時は「研究のやり方が賢くない」と言われたように思ったが、「事を成すには運根鈍」という諺もあり、少しはほめ言葉であったかもしれないと思い返した。これらの経験が有機溶剤中毒研究会の発展や私の研究者としての成長に大きな糧となった。特に研究に対する姿勢や進め方についての考え方などは学会では聞けない貴重なものであった。

3. 有機溶剤中毒研究会

　日本産業衛生学会の東海地方会と近畿地方会合同のベンゼン中毒協議会から発展して、1972年11月に同学会の有機溶剤中毒研究会が立ち上げられた。研究会は全国を持ち回りで、1泊2日の開催となった。担当者は工夫を凝らし、不便ではあるが風光明媚で、温泉があるような場所で開催された。1日目は研究会の後、夜の懇親会でごちそうを食べ、アルコールも有機溶剤だと称してお酒を楽しみ、会食の後は適当な部屋に集まって、夜が更けるまで自由に議論した。学会の堅苦しさはなく、年齢や地位も関係なく意見を交わすことができた。そのために、必ずしも有機溶剤中毒を研究していない人も喜んで参加する会となった。**表7**に有機溶剤中毒研究会の経緯を示した。**写真31**は第12回研究会の風景である。この研究会で親しくなり、情報交換や研究協力も発展した。名古屋大学の久永直見が中心になって、個々の中毒症例でははっきりしなかったものの解明に役立てようと、有機溶剤中毒研究会で個々の研究者が経験した症例を、発表、未発表を含めて全国的に収集した。その成果として『有機溶剤中毒症例集』第1集（1984年）〜第7集（2000年）を作成し、症

表7　有機溶剤中毒研究会及びその前後の研究会の経過

		開催日時	開催地
ベンゼン中毒協議会（東海・近畿）	第1回	1953年8月	名大医学部
	第10回	1961年3月	名大医学部
有機溶剤中毒協議会（東海・近畿）	第11回	1961年5月	大同製鋼（名古屋）
	第27回	1972年3月	大同製鋼（名古屋）
有機溶剤中毒研究会（産衛学会） （全国持ち回り、多くは1泊2日）	第1回	1972年11月	大同製鋼（名古屋）
	第37回	2009年10月	京都大学医学部
産業中毒・生物学的モニタリング研究会 （合同）	第38回	2010年10月	サンプラザ・シーズンズ（愛知）
（同上研究会と生物学的モニタリング 研究会と合同）	第43回	2015年10月	知多まるは食堂旅館（愛知）

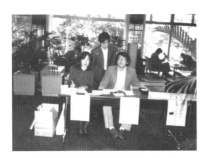

受付　樋田　久永　岩田

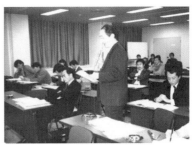

研究発表会　有藤　　原　　　　小川

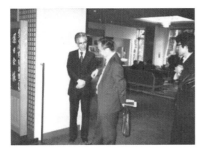

特別講演　講師名倉　井上　　　　小野

懇親会風景

写真31　第12回有機溶剤中毒研究会（1983.11.12-13　犬山レイクサイド入鹿）

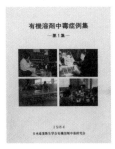
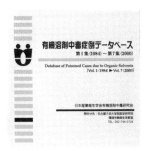

写真32　有機溶剤中毒症例集第1集と第1〜7集データベース

例集の236例をデータベース化した（**写真32**）。データベースには現場の写真も集められ、掲載されているが、症例の現場では調査に夢中になっていたり、職場の承諾が得られにくかったりで、必ずしも現場の写真が多くないのが残念であった。

4．産業中毒便覧の出版と中国訪問

大阪大学衛生学の後藤稠教授を中心に池田正之教授、原一郎教授を編集者として『産業中毒便覧』の出版が企画された。私も分担執筆者の一人になり、出版作業に参加した。当時、産業中毒学では教科書的存在であった「Patty, F.A. Industrial Hygiene and Toxicology. Interscience Pub. 1963」を参考に、日本のオリジナルな研究をできるだけ盛り込んで、産業中毒学のテキストを作ろうと意気高く作業が進められた。出版準備の過程で何度も打ち合わせを行い、種々の意見交換が行われた。1,477頁の大部のものになり、利用上の便宜を考えて、軽くするために薄くて丈夫な辞書用の紙を使用した。最終的には1977年10月28日に出版されることになった[1]。この出版作業は若い私にとっては大変勉強になった（**写真33**）。本の出版を

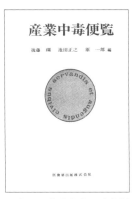

写真33　産業中毒便覧表紙

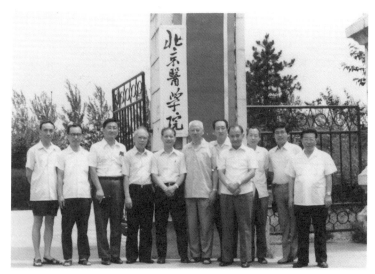

竹内　堀口　小木　劉教授　原　池田　　杉本

写真34　北京医学院前にて（1979年 8 月）

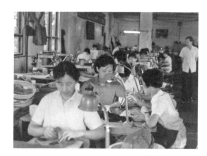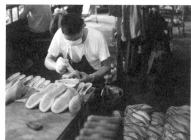

写真35　上海の履物工場

記念して、分担執筆者を中心に中国の労働衛生事業を知るために中国訪問が企画された。医歯薬出版の担当者西宮公三が魯迅の研究者で中国に詳しく、西宮の尽力で中国訪問の準備が進められた。当時、中国では文化大革命とその余波の影響で、訪問までに時間がかかったが1979年 8 月にやっと中国側の許可がおり、労働衛生中国訪問団（団長池田正之）が結成され、中国の北京、西安、上海を訪問した。訪問団を受け入れてくれた中国側の代表は北京医学院（後の北京大

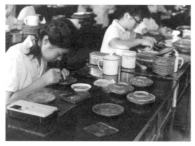 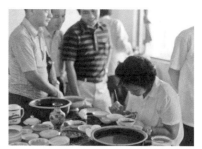

池田　小木　杉本
写真36　西安の景泰藍（七宝焼）工場

学医学部）の劉世傑教授であった（**写真34**）。中国の数カ所の職場を
訪問して、労働衛生の実情に直接触れることができた（**写真35、36**）。
この訪問がその後の日本と中国との労働衛生の交流と共同研究発展
の契機の一つとなった。この時の訪問の詳しい記録は労働衛生訪中
記(1)〜(5)として「労働の科学」に掲載された[2]。

参考文献

1）後藤稠　池田正之　原一郎編著　産業中毒便覧　医歯薬出版　1977
2）労働の科学1980：35巻5号〜9号

VII　ノルマルヘキサン中毒(1)

1．石油コンビナートの発展とノルマルヘキサン中毒

　我が国では1960年代に各地に石油コンビナートが作られ、石炭から石油へのエネルギーの転換が行われた。**写真37**は日本の代表的な石油コンビナートの一つである四日市コンビナートである。**図9**は日本の石油コンビナートでの生産規模を示すエチレンの生産高の推移である。ノルマルヘキサンも石油コンビナートで大量生産されるようになり、価格も安くなって、大量に市場に出回るようになった。その結果、ノルマルヘキサン中毒による多発神経炎が職場で多発した。しかし、当初はノルマルヘキサンが多発神

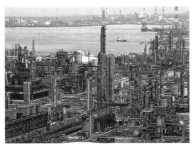

写真37　四日市の石油コンビナート

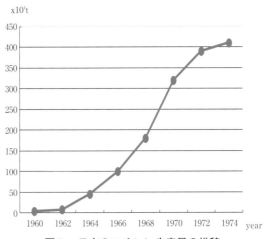

図9　日本のエチレン生産量の推移

経炎の原因物質であることは知られていなかった。

2．ノルマルヘキサンが多発神経炎の原因物質として疑われた最初の症例

　名古屋の菓子包装紙を製造していたポリエチレンラミネート職場で重症の多発神経炎が発生し、1963年に名古屋国立病院に入院した（**写真38**）。主治医の岡本進医師は職業性中毒を疑って、名古屋大学衛生学教室に紹介した。

　症例：19歳男性。1962年8月よりポリエチレンラミネート作業に従事。約2カ月後、四肢の異常知覚と筋力低下。約3カ月半後に、四肢遠位部の筋力低下が増強し、歩行困難、四肢・躯幹部の筋萎縮が発症した。1963年1月7日名大病院に入院。1963年3月上旬より症状は徐々に回復し始め、6月に歩行可能になった。1965年3月（発症30カ月後）の退院時には手指の細かな運動や足の背屈障害、足指変形が残っていた（大石他．災害医学1964; 7 :218-222、和田義夫他．臨床神経1965; 5 :591-598）。

　患者は有機溶剤としてノルマルヘキサンを使用し、触媒として有機チタンを使用していた。従って、当初はこの両者が原因物質とし

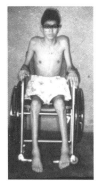 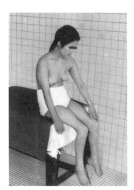 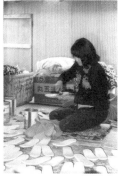

写真38　最初の重症患者　　　写真39　重症多発神経炎の患者とその作業
　　　　（岡本進医師提供）

て疑われた。重症の多発神経炎患者はＡ工場で２名、Ｂ工場で３名
が発生した。しかし、Ｃ工場では同様の作業にもかかわらず患者は
発生していなかった。Ｃ工場はノルマルヘキサンの代わりに1,1,1-ト
リクロロエタンを有機溶剤として使用していたので、ノルマルヘキ
サンが原因物質として強く疑われた（山田信也．産業医学1967; 9：
651-659）。

3．ノルマルヘキサンの末梢神経毒性証明のための動物実験

　名大衛生学教室ではノルマルヘキサンによる多発神経炎を証明す
るために動物実験を行った。マウス、ラット、ひよこ、ウサギなど
を用い、皮下注射、腹腔内注射、経口投与など試みたが、いずれも
末梢神経障害の発症には失敗した。そこで、吸入曝露実験を実施す
ることになった。前田勝義と私が中心になって、一斗缶などを用い
て手作りの吸入曝露装置を作成し、マウスに、100、250、500、1,000、
2,000 ppm を１日24時間、１年近く曝露したが、四肢麻痺は認めら
れなかった。宮垣仁実が曝露終了後のマウスの電気生理学的検索を
実施し、ノルマルヘキサン250 ppm以上の曝露群に電気生理学的な
末梢神経障害を認めた。この結果は宮垣の学位論文として発表され
た（宮垣仁実．産業医学1967; 9：660-671）。

4．集団発生患者の臨床所見とノルマルヘキサン曝露量の調査

　三重県のビニルサンダル製造作業者の若い女性が重症の多発神経
炎で名大病院神経内科を受診した。

　症例：21歳女性。1966年４月ビニルサンダル製造に従事し始め、
約６カ月後に四肢の知覚異常に気づく。1966年12月不安定歩行と下
肢の筋萎縮に気づく。1967年１月食欲不振、体重減少、歩行障害が
進展し、名大病院に入院した。第一内科教室神経内科の祖父江逸郎
助教授（後の第一内科教授）と衛生学の井上教授が大学の同級生で
あり、祖父江助教授も産業衛生学や中毒に関心の深い方であったこ
とから、一緒に調査することになった。私はトルエン中毒の動物実

表8　臨床症状と所見

	No. of Cases	Per Cent of total, 93 Cases
Cranial nerve involvement		
Anosmia	5	5.4
Blurring of vision	13	14.0
Constriction of visual field	7	7.5
Optic nerve atrophy	2	2.2
Retrobulbar neuritis	1	1.1
Numbness over the face	5	5.4
Weakness of facial muscles	2	2.2
Sensory disturbance		
Numbness	93	100.0
Dysesthesia	21	22.6
Pain or tenderness	5	5.4
Muscle weakness	40	43.0
Muscle atrophy	8	8.6
Reflexes		
Hypoactive	36	38.7
Hyperactive	10	10.8
Pathological reflexes	0	0
Micturition disturbance	1	1.1
Skin changes		
Coldness, Reddishness, Roughness	55	59.2
Emaciation	14	15.1
Anemia	3	3.3

験が一段落していたので、フィールド調査の経験も必要という教室の配慮もあり、私が調査研究の衛生学教室の実務担当者になった。同級生の山村安弘が神経内科グループの実務を担うことになり、共同研究を進める上では好都合であった。私と山村は頻回に現地に赴き、調査を行った。ビニルサンダル製造従事者1,662名にアンケート調査を行い、疑いのある296名を神経内科の医師が診察し、93名の多発神経炎患者を発見した。衛生学教室が患者の職場の環境調査を実施した。衛生学と神経内科学の研究者、医学部学生が調査に参加し、中毒患者が発生した職場の業者達も調査に協力的であった。臨床的な調査結果は山村が学位論文として発表した（Yamamura Y. Folia Psych Neurol Jap1969；23：45-57）。その一部を表8に示した。この論文は日本の英文誌に発表したもので、論文の内容は祖父江逸郎助教授をはじめとした神経内科の多くの専門家の協力の成果であり、多くの国際誌に引用された。しかし、当時の学位制度は主論文として単名の論文が要求されており、山村も共同研究と学位論文制度の狭間で苦労した。

　職場ではノルマルヘキサン以外にもトルエン、MIBK（methyl isobutyl ketone）など種々の溶剤が使われていたが、ノルマルヘキサンのみが患者の末梢神経の障害度と量・影響関係（dose-effect relationship）が認められた（表9）[1]。従って、職場調査から末梢神経障害の原因物質はノルマルヘキサンが最も疑わしいと考えられた。我々の動物実験の結果と職場の調査結果から日本産業衛生学会は1968年ノルマルヘキサンの許容濃度を500 ppmから100 ppmに改

表9　ビニルサンダル製造作業者の末梢神経障害とノルマルヘキサンとの量・影響関係

末梢神経障害の症状	患者数	ノルマルヘキサンの曝露濃度
四肢に知覚鈍麻が認められる軽症者	53	120　（94〜140）ppm
知覚鈍麻と筋力低下を伴う中等症者	32	340　（330〜350）ppm
知覚鈍麻と著しい筋力低下及び 筋萎縮を伴う重症者	8	578　（95〜1250）ppm

定した。これらの研究結果を1969年9月に東京で開催された国際労働衛生会議で井上らが報告[2]したが、あまり反応がなかった。

　しかし、スペインから「靴工場労働者の四肢麻痺に関する国際シンポジウム」に参加するようにと、井上教授と山田講師に招待状が届いた。当時、山田は林野労働者のチェンソーによる振動障害（白蝋病）の研究に専念しており、竹内はノルマルヘキサン中毒の職場調査に取り組んでいたために、井上教授と竹内助手がシンポジウムに参加することになった。

5．国際シンポジウムにおける原因物質の議論と背景

　「靴工場労働者の四肢麻痺に関する国際シンポジウム（バルセロナ、スペイン 1974.11.12-14）」では、ヨーロッパでも靴製造労働者に四肢麻痺が多発しており、日本語で書かれた我々の論文も翻訳され、紹介されていた。我々はその原因物質をノルマルヘキサンとしていたが、イタリアを中心にヨーロッパの研究者の多くは有機燐剤を疑っていた。

　我が国の労働衛生分野では当時はまだ「研究成果を早く現場に返す」ことを重視し、日本語で論文を書けばよしとする傾向が強かった。しかし、研究は普遍性を持つもので、よい研究は世界中どこへ持っていっても役立つことは当然のことである。日本の労働衛生も欧米諸国に追いつくことを目指していた時代にはやむを得ないことではあったかもしれない。しかし、日本の労働衛生が、産業の発展に伴って、世界の先端に出て、貢献する状況になっていたのに、わ

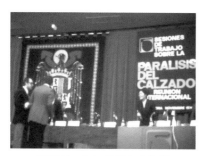

写真40　シンポジウム会場

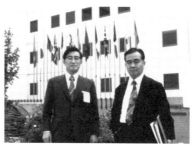

竹内　　　　　井上

写真41　シンポジウム会場の前で

れわれの意識が遅れていたことを痛感した。

　スペインでのシンポジウムは、その後の私達のノルマルヘキサン中毒の研究展開に大きな影響を与えた。シンポジウムでの議論の対立点は、①原因物質として日本の研究者はノルマルヘキサンとしているが、石油の主成分であり長く使われてきたのに、末梢神経障害の報告がない。ノルマルヘキサン中毒としたら、なぜ最近になって多発したのか。②TOCP（triortho cresyl phosphate）中毒の末梢神経障害は事例も多く有名であり、今回の靴労働者の四肢麻痺と臨床所見が類似している。また、TOCPを鳩に投与すると靴労働者と同様の四肢麻痺は発生するが、ノルマルヘキサンを曝露し続けても四肢麻痺は生じない。従って、原因物質はTOCPなどの有機燐剤が強く疑われる。ノルマルヘキサンの中に不純物として有機燐剤が入っていたのではないか。また、人工皮革の可塑剤としてTCP（tri cresyl phosphate）が使われたことがあり、その中毒は考えられないか。③ヨーロッパの靴労働者の四肢麻痺は運動神経障害が優位で知覚神経はほとんど障害されていないが、日本の症例では知覚神経も強く障害されている。原因の異なる中毒を見ているのではないか。④日本のビニルサンダル製造労働者のように高濃度の有機溶剤に曝露されれば、どんな有機溶剤でも非特異的に神経障害を引き起こすのではないか、など様々な意見が出された。私達はこれまでの研究からノルマルヘキサンが多発神経炎の原因物質であると確信していたが、

このシンポジウムでは原因物質について合意が得られなかった。

　シンポジウムの後で、井上教授と私はミラノ大学労働医学研究所（所長 Enlico C. Vigliani、職員は医師約50名、他職員約200名）を訪ね、シンポジウム参加者の Chappino 教授の案内で実験の見学をした。Chappino 教授はノルマルヘキサンと TOCP の毒性実験を実施し、ハトにTOCP を投与した結果、下肢の麻痺が発生したが、ノルマルヘキサン300ppm、5時間/日、25日間曝露してもハトには下肢の麻痺は発生しなかった。そのためにTOCPないし有機燐中毒説を強く主張した。イタリアの重症例は入院してから医師が診察しているが日本の症例では臨床神経学の専門家が職場に出向いて診察し、知覚障害も認めた。運動神経と知覚神経が同時に障害されても、神経・筋接合部や筋肉も障害されるために運動障害は知覚障害より回復が遅れるためではないかと考えた。また、シンポジウムに参加したイタリア・ペルージア大学労働医学研究所の Abbritti 教授はイタリアの402症例を解析し、大部分が原因を TOCP としているが、中毒発生が冬から春にかけて多いことからTOCPの皮膚吸収に疑問を

表10　イタリアの靴製造業者の1957-1973に報告された多発神経炎患者402症例の解析

Authors		Year of publication	Total no. cases	No. cases in shoe and leather industry	Season of maximum frequency	Causative substance suspected
Isotti and Saraval	..	1957	9	9	?	?
Isotti and Saraval	..	1958 ⎫	19	?	?	TOCP
Gatti and Saraval	..	1960 ⎭				?
Fabiani and Bedogni	..	1962	6	6	?	?
Pretolani and Scotti	..	1963	13	13	Winter-Spring	TOCP
Mazzella di Bosco	..	1964	8	8	Winter-Spring	TOCP
Pinelli and Tonali	..	1964	1	1	Spring	TOCP
Gherardi	..	1965	15	15	Winter	TOCP
Del Greco and Cecchini	..	1966	8	8	Winter-Spring	?
Borri et al.	..	1967	5	5	Winter-Spring	TOCP + Solvents
Leoni	.. ..	1967	6	5	Winter-Spring	?
Crepet et al.	..	1968	49	48	?	TOCP
Cappellini et al.	..	1968	47	25	Winter-Spring	TOCP
Maugeri and Candura	..	1968	11	11	?	TOCP
Ambrosetto..	..	1968	10	10	?	TOCP
Ruggerini and Teso	..	1968	30	0	Winter-Spring	TOCP
Marroni	..	1968a	5	5	Winter-Spring	TOCP
Marroni	..	1968b	1	0	?	TOCP
D'Errico et al.	..	1968	7	7	Winter-Spring	TOCP
Graev et al.	..	1971	8	7	Winter-Spring	TOCP
Faggi et al.	..	1971	14	14	?	TOCP
Carnevale et al.	..	1973	2	2	Winter-Spring	Solvents (Hexane)
Montanari	..	1976	72	72	Winter-Spring	TOCP
Battistini et al.	..	1973	6	6	?	?
Barone et al.	..	1973	50	50	Winter-Spring	TOCP

? Not reported or unknown　　　　　　　　　　　(Abbritti G et al. Brit J Ind Med 1976;33:92-99)

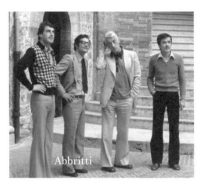

写真42　Abbritti 教授と労働衛生
　　　　監督官たち

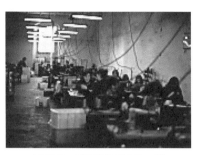

写真43　靴製造工場の一部

抱いていた（**表10**）。1971〜74年
に発症した122名を調査し、接着
剤の溶剤を分析し、試料からは
TOCP は検出されず、脂肪族炭
化水素が検出されたことから、
TOCP 原因説に疑問を持ってい
た。

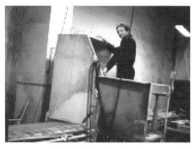

写真44　重症多発神経炎が発生した
　　　　接着剤吹付作業

　ヨーロッパでは分業が発展しており、患者を診察する医師が職場
に出かけることが、当時の日本と比べると少ないように感じられた。
しかし、Abbritti 教授は労働衛生監督官らと一緒によく現場を見て
おり（**写真42**）、教授の案内で、1976年9月に中毒が発生したイタリ
アの工場を見学した。この靴製造工場は窓が少なく全体換気が悪い
と思われた（**写真43**）。接着剤の吹付作業者に重症の多発神経炎が発
生していた（**写真44**）。

参考文献

1）井上俊，竹内康浩他．産業医学1970；12：73-84
2）Inoue,T．Takeuchi Y et al. Proc 16th Int Cong Occup Health 1969;522-524

Ⅷ ノルマルヘキサン中毒(2)

バルセロナでのシンポジウム（1974.11）から沢山の研究課題を持ち帰り、説得力のあるデータを出すために研究に取り組んだ。

1．ノルマルヘキサンが特異的に末梢神経毒性を有するのか

ノルマルヘキサンの特異的な毒性を証明するために、純度97%以上のノルマルペンタン、ノルマルヘキサン、ノルマルヘプタンを各々3,000ppm、1日12時間、36週間、ラットに吸入曝露を行った。末梢神経の伝導速度は、走行がまっすぐで長さが正確に計測でき、一定の温度を維持でき、繰り返し測定できるラットの尾の神経を用いた。[1, 2]

この実験で、ノルマルヘキサンが特異的に末梢神経毒性を有すること（図10）、運動神経も知覚神経も両方とも同様に障害されることを示した（図11）[2]。ヨーロッパでは、医師たちは重症で入院した患者を診察して、運動神経障害優位であるとしていた可能性が

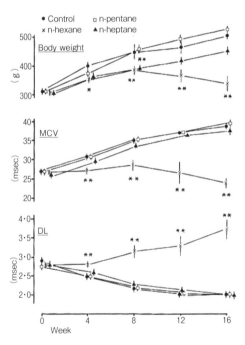

Fig 2 *Changes in body weight, motor nerve conduction velocity (MCV) and distal latency (DL) (mean ± SE).*
Significance level: *p<0·05, **p<0·01.

図10　ノルマルヘキサンのみが強い末梢神経毒性を発揮

ある。しかし、職場を離れて末梢神経障害が回復しても筋肉萎縮や運動障害は回復が遅れるために、診察時には運動障害が優位であったものと推察された。

2．ノルマルヘキサンを含有する石油系混合溶剤により多発神経炎は発症するか

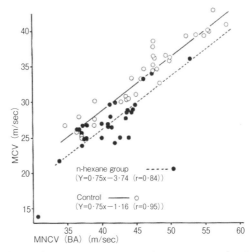

Fig 4　*Correlation between MCV and MNCV(BA) in n-hexane group and control.*

図11　知覚神経も運動神経も同様に障害

症例：16歳男性[3]。

1970年9月より石油ベンジンを使用して西陣織の帯の洗浄に従事する。1971年2月頃に体重減少、下肢の冷えに気付く。仕事を始めて約6カ月後に坂道を自転車で登れなくなった。1971年4月に歩行困難のために仕事をやめたが、症状は進行し、自力では歩くことができなくなり、箸も使えなくなった。1971年7月に下肢の筋萎縮と感覚・運動神経障害のある多発神経炎と診断され、入院した（**写真45、46**）。職場の調査で、それまでに同じ職場で4名の重症多発神経炎が

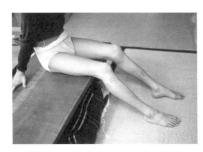

写真45　重症多発神経炎の患者

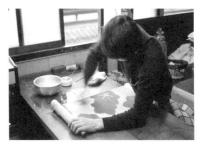

写真46　症例1の西陣帯の洗浄作業

発症していたことが判明した。洗浄に使用していた溶剤はノルマルヘキサン12.5％、ノルマルペンタン13.0％、ノルマルヘプタン10.0％、などを含む石油系混合物であった（**図12**）。

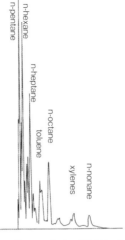

Fig. 1
Gas chromatogram of the petroleum benzine used by the patients. Condition: sample 1μ ℓ, column Goley z-45, column temp. 50℃, inj. temp. 170℃, detect. temp. 230℃, carrier gas N₂ 0.5kg/cm², H₂ 0.7kg/cm², air 1.0kg/cm², atten. range 8×10, chart speed 10mm/min

図12　患者が使用した石油ベンジンの組成

この症例の他にも工業用ガソリン（ノルマルヘキサン含有3.2％）でガス流量計を洗浄していた作業者に多発神経炎の発症が見られ[4]、動物実験でもノルマルヘキサン単独曝露より軽度であるが、末梢神経毒性が認められた[5]。

3．なぜ、ノルマルヘキサンによる末梢神経障害が多発するようになったのか

1960年代の市販のいわゆるノルマルヘキサンはノルマルヘキサン56％、2-メチルペンタン9％、3-メチルペンタン18％、メチルシクロペンタン17％の4種の混合物であった。特級試薬のノルマルヘキサンでもノルマルヘキサンの含有率は60％弱であった。しかし、精製技術が進歩して含有率97％以上のノルマルヘキサンが安価に入手できるようになり、それを

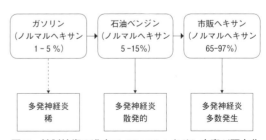

図13　精製技術の進歩でノルマルヘキサン中毒が顕在化

用いた実験でノルマルヘキサンが特異的な末梢神経毒性を有していることを明らかにした。

　この過程で、天然物でも精製されると毒性が顕在化する危険性があることを示した（図13）。

4. 混合溶剤はノルマルヘキサンの毒性を修飾するか

　ビニルサンダル製造作業者はいわゆるノルマルヘキサンの他にトルエンなどの混合曝露を受けていた。従って、混合溶剤がいわゆるノルマルヘキサンの毒性を増強した可能性も議論された。そこで、ノルマルヘキサンとトルエンの混合曝露による毒性について研究を行った。そのために混合曝露が正確に行える曝露装置が必要となり、鬼頭純三（後の名大動物実験施設長）と豊田中央研究所の自動車排気ガス研究チームの協力を得て、新しい曝露装置を作成した（写真47）。この曝露装置を用いた混合曝露実験の結果を図14に示した。ノルマルヘキサン単独曝露群

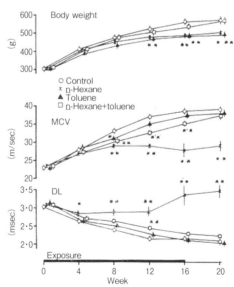

Fig 3　*Changes in body weight, motor nerve conduction velocity (MCV), and distal latency (DL) (Mean ± SE).*
*Significance level: *$p<0.05$, ***p<0.01$.*

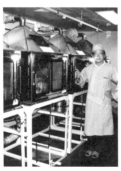

写真47　有機溶剤曝露
　　　　装置3号機

図14　トルエンによりノルマルヘキサンの毒性が
　　　著明に抑制

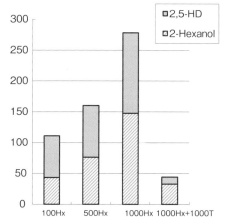

図15　トルエンによりノルマルヘキサンの代謝物
　　　が著明な抑制

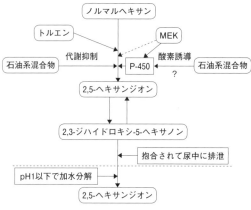

図16　ノルマルヘキサンの代謝とその修飾

のみが著しい末梢神経毒性を示し、トルエンとの混合曝露では末梢神経毒性が著しく低下した[6]。その原因は図15に示すようにトルエンがノルマルヘキサンの生体内代謝を著しく阻害し、神経毒性の強い代謝物2,5-ヘキサンジオン（2,5-DH）とその前駆物質2-ヘキサノールの生成を著しく減少させることが明らかになった[7]。

　また、Altenkirchら（Altenkirch et al. J Neurol 1978;219:159-79）はシンナー嗜癖者の症例と動物実験でノルマルヘキサンの末梢神経毒性がメチルエチルケトン（MEK）によって増強することを明らかにした。ノルマルヘキサンに対する混合溶剤の影響をまとめたものを図16に示した。ノルマルヘキサンの生体内代謝物2,5-ヘキサンジオンが強い末梢神経毒性を有することが判明して、2,5-ヘキサンジオンを直接投与して末梢神経障害を発生させる多くの動物実験が行われ、ノルマルヘキサン中毒の病態解明も進んだ。

表11 国際神経中毒学会におけるノルマルヘキサン中毒関連報告 (Pavia, 1979.9)

1. Scientific Secretary:Manzo L.（Pavia, Italy）
2. Schaumburg HH（New York, USA）
   Opening Lecture:Clinical and experimental aspects of the toxic neuropathies.
   "Acrylamide and hexacarbon solvents cause axonopathy"
3. Spencer PS,Sabri MI（New Yrok, USA）
   MnBK,CS2 and Acrylamide:Putative Mechanism of neurotoxic damage.
4. Altenkirch H. et al（Berlin, Germany）.
   Inhalant abuse and hexacarbon neuropathyies in Berlin sniffers.
   Clinical and experimental findings.
5. Perbellini L. et al（Padua-Verona, Italy）
   Neurotoxic metabolites of "commercial hexane" in urine of shoe factory workers.
6. Cavalleri A. et al（Pavia, Italy）
   Shoe-makers polyneuropathy with lethal outcome. A case report.
7. Takeuchi Y. et al（Nagoya, Japan）
   A comparative study on toxicity of n-pentane, n-hexane and n-heptane to peripheral nerve of rat.

5．ノルマルヘキサン中毒の機序解明の研究の発展と国際交流

　1978年にユーゴで開催された国際労働衛生会議の際に、Pavia大学の Prof. Cavarelli（1974年の国際シンポジウム参加者の一人）から招待され、1979年9月に Manzo 教授（Pavia 大学）の主催で国際神経中毒学会（1979.9.27-30, Varese, Italy）に出席し、「ラットを用いたノルマルペンタン、ノルマルヘキサン、ノルマルヘプタンの毒性の比較研究」を報告した（写真48）。当時のノルマルヘキサン中毒研究で活躍していた主な研究者が報告

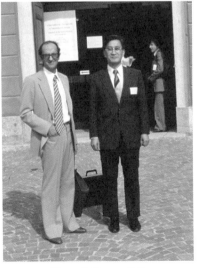

Manzo 教授　　　竹内
写真48　学会場前にて（1979.9）

した（**表11**）。Pavia 大学の Cavarelli 教授、Manzo 教授が軸となって国際的な連携が図られ、米国 New York の Einstein 医大の Shaumburg 教授や Spencer 教授らのノルマルヘキサン中毒の研究が発展していたことを実感した。

　その後、1997年10月に Pavia 大学で開催された「環境中揮発性有機物のリスクアセスメントと神経毒性」に関する国際学会（学会長 Manzo 教授）に招待され、「他の有機溶剤によるノルマルヘキサンの神経毒性修飾、その機序とリスクアセスメント」を報告した。

6．電子産業の盛んな東北アジアを中心にノルマルヘキサン中毒が最近多発[8]

1）中国における事例

　共同研究で中国を訪問するたびに、石油化学工業が発展すれば、中国でもノルマルヘキサン中毒が多発する危険が大きいと考え、ノルマルヘキサン中毒の研究を紹介した。また、多くの有機溶剤使用職場を訪問したが、当初は石炭系の溶剤が主で、ノルマルヘキサンの使用は認められなかった。しかし、2000年代に入ると相次いでノルマルヘキサン中毒の発生が報告された。

1-1) 2001年に中国深圳地区の日系企業の工場で労働者26名がノルマルヘキサン中毒に罹患し、8名が広東省職業病防治院に入院

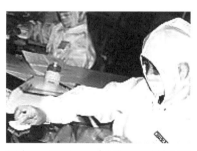
写真49　深圳の日系企業での清拭作業

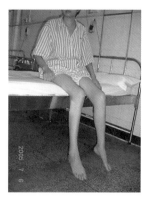
写真50　広東省防治院の入院患者

し治療を受けた。工場では LCD の表面を拭くのにノルマルヘキサンを使っていた（**写真49**）。

1-2) 2004年4月に携帯電話の液晶カバーをノルマルヘキサンで洗浄し、2005年2月に吐き気、四肢の知覚異常が発症した。同年4月には階段が上り難くなり、箸が使えなくなった。同年5月には四肢の筋肉萎縮、独歩不能になり、広東省職業病防治院に入院し、ノルマルヘキサン中毒と診断された。2005年7月我々の訪問時に、歩行困難の患者3名が入院中であった。その重症多発神経炎患者の一例を**写真50**に示した。

1-3) 2010年5月10日、江蘇省にある受託製造工場で液晶画面の洗浄にノルマルヘキサンを使用し、作業員62名が入院治療を受けた。工場では効率化のためにアルコールの代わりに乾燥の早いノルマルヘキサンを使用したために、中毒が発生した。入院した62名の中には数カ月の入院が必要な患者もいた。

2）韓国における事例

　LCD・DVD の部品製造工場で、出荷前のバックライト（LCD部品）の汚れを溶剤で除去する作業に従事し、勤務時間は朝8時30分から夜10〜11時まで作業をし、休日は月1日しかなかった。患者はタイからの不法滞在女性8名であった。2001年4月就業、2004年10月8名全員が下半身麻痺、歩行困難、トイレットペーパーを手で破れない、スプーンが持てないなどの手の筋力低下症状が出現した。2004年12月3名はタイに帰国し、5名は韓国のA病院に入院し治療を受けた。2005年1月12日にマスコミに報道され、韓国内で大きな社会問題となったために、タイへ帰国した3名も韓国に再入国し、A病院に入院して治療を受けた。

3）日本における事例

　三重県の LCD 工場でも多発神経炎が多発した。26歳の男性は液晶ディスプレイをノルマルヘキサンで洗浄する作業に従事し、

2002年7月歩行障害が出現し、8月に病院を受診して、ノルマルヘキサン中毒と診断された。同僚24名中15名に四肢の痺れと脱力症状が認められた。検査で20名に末梢神経伝達速度の低下が認められた（木田博隆他．産業医学2004；46：99-100）。

　2005年9月に開催された第9回国際労働環境神経行動学会（2005.9.26-29,慶州、韓国）の中で、「ノルマルヘキサン中毒—最新の工場で再燃か—」というテーマでシンポジウムが行われ、私も招待されて、「ノルマルヘキサン中毒の日本の中毒事例と研究」を報告した。特に電子産業の盛んな東北アジアでのノルマルヘキサン中毒の多発が注目された。

　ノルマルヘキサン中毒の研究は精力的に行われ、最も毒性の解明が進んだ物質の一つとなった。しかし、工業の発展に伴ってノルマルヘキサンを使用する業種や使用方法も変化し、思わぬところでノルマルヘキサン中毒が再び多発した。しかし、原因解明とその対応は比較的迅速に行われたと思われる。

参考文献

1）小野雄一郎，竹内康浩，久永直見．産業医学 1979；21：528-538
2）Takeuchi Y. et al. Brit J Ind Med 1980;37:241-247
3）Takeuchi Y. et al. Int Arch Arbeitmed 1975;34:185-197
4）小野雄一郎，竹内康浩，久永直見他．産業医学 1980；22：256-262
5）Ono Y, Takeuchi Y, Hisanaga N. Int Arch Occup Environ Health 1982;50:219-229
6）Takeuchi Y, Ono Y, Hisanaga N. Brit J Ind Med 1981;38:14-19
7）Iwata M, Takeuchi Y. et al. Int Arch Occup Environ Health 1983;53:1-8
8）竹内康浩．末梢神経 2006；17：83-86

IX 職業性皮膚障害

　皮膚障害患者が皮膚科を受診し、医師が症状や所見と仕事から職業性皮膚障害を疑う症例は少なくない。しかし、職業性皮膚障害と診断することは職場を見ていない主治医にとっては躊躇される。従って、「接触性皮膚障害」の診断にとどめて、対症療法で経過しているものも多い。職業性皮膚障害は非常に多い疾病であり、患者にとって苦痛が大きい。しかし、命にかかわるものは少なく、その原因が究明され、業務上疾病として認定され、予防対策まで実施されることが少ない。一歩踏み込んだ原因解明と治療・予防を行うためには、皮膚科医、産業医、会社の担当者などの協力が大切である。職場にその原因があれば、職業性と診断し、職場の原因を除去すれば治療と予防が達成される。名古屋大学皮膚科の早川律子医師らのグループは積極的にパッチテストなどを行い、その原因究明に取り組んだ。早川らのグループと名古屋大学衛生学教室と協力して、職場をしばしば訪問し、職業性皮膚障害の原因解明、治療、予防対策を行った。**写真51**は調査に訪問した某工場の門前である。早川は化粧品による皮膚障害の専門家であったが、職業性皮膚障害にも取り組んだ。後に早川は名古屋大学医学部環境皮膚科学寄附講座の教授に、松永は藤田保健衛生大学皮膚科学の教授に、柴田は愛知医科大学衛生学の教授になった。

　以下に我々の経験した症例や事例を紹介する。

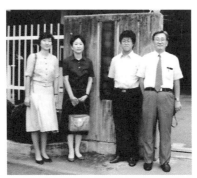

　　松永　　早川　　　柴田　　竹内
写真51　調査に訪問した工場の門前
　　　　（1988.8）

《巻頭カラー図版　写真52》

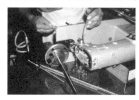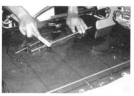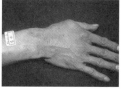

写真52　工業用ミシン製造で機械油使用と手の接触性皮膚炎（1984）

［症例1］50歳男性：工業用ミシン組立てにおける機械油による接触性皮膚炎[1]

　工業用ミシンの組み立てに約3年前から従事し、機械油が絶えず手についた状態で作業を行っていた。患者はこの作業に従事し約1年後に両側の手背から前腕にかけて皮疹を生じた。受診時には両手の手背から前腕にかけて紫紅色の苔癬化を生じ、掻痒感は顕著であった（写真52）。機械油による慢性接触性皮膚炎と診断された。素手の方が作業がし易く、安全であるために、このような皮膚障害は多くの職場で発生した。

［症例2］44歳女性：自動車部品プレスでの機械油による感作性黒色皮膚炎[2]

　自動車部品のプレスに従事し、プレスする時に部品についた潤滑油が作業者に飛散した。約1年前に作業性の良い新しい潤滑油が導入され、使用開始2～3日後より顔面と両手に掻痒感と皮疹が出現した。皮膚科を受診し、治療により一時軽快したが、間もなく顔面と上肢に毛穴一致性の色素沈着と掻痒感が生じ名大病院を受診した。受診時には前額部、両頬部に境界不鮮明な網状の色素沈着が認められた（写真53）。パッチテストにより、新しい潤滑油による感作性黒色皮膚炎と診断されたが、製品が輸入品で成分に関する資料が入手できず、成分は不明であった。

《巻頭カラー図版　写真53、54、55、56》

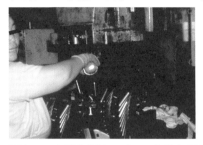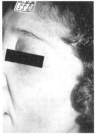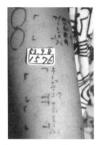

写真53　自動車部品のプレス作業と顔面の黒色皮膚炎及びパッチテスト結果
　　　　（1979）

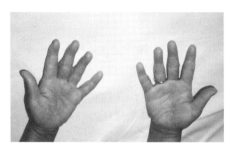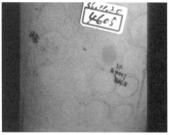

写真54　ビスフェノール A による手の皮膚障害とパッチテスト結果　（1979）

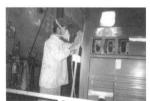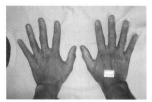

写真55　接着剤表面の研磨作業と顔面の皮疹及び手の皮膚障害　（1984）

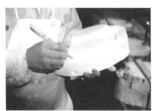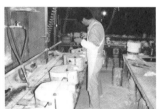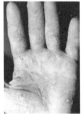

写真56　樹脂石膏を用いた陶磁器用鋳型製造と樹脂石膏による慢性湿疹（1992）

[症例3] 49歳女性：乗用車部品の鋳型製造でのビスフェノールA による感作性皮膚炎[3]

　乗用車の部品の鋳型製造に従事し、部品の鋳型を製造するためにエポキシ樹脂を使用した。エポキシ樹脂が直接手につく作業で、作業を始めてから約2週間後より、手背、顔面に掻痒感と皮疹が発症し、徐々に手指の腫脹、皮膚の亀裂、掻痒感が著しくなり、ついに湿疹様変化が全身に拡大したために名大病院を受診した。パッチテストによりエポキシ樹脂原料のビスフェノールAによる感作性皮膚炎と診断された（**写真54**）。

[症例4] 22歳男性：大型バス車体製造でのビスフェノールFによる 感作性皮膚炎[4]

　大型バスの車体で、溶接の継ぎ目を滑らかにするために、エポキシ樹脂系接着剤を使用した。流動性がよく作業効率の良いビスフェノールF型エポキシ樹脂が導入され、2～3週後より顔面に皮疹と掻痒感が発症し、徐々に両手、両前腕にも拡大したために名大病院を受診した。パッチテストでビスフェノールFによる感作性皮膚炎と診断された（**写真55**）。エポキシ樹脂の代表的なものはビスフェノールAとエピクロルヒドリンの共重合体であるが、この例では用途によってビスフェノールFの方が冬に固まりにくく、流動性がよく、作業能率がよいために使用された。

[事例1] 陶磁器用鋳型製造に用いられた樹脂石膏による皮膚障害[5]

　陶磁器製造の成型工程で、樹脂石膏が使用される。乾燥時の変形を防ぐために新しい合成樹脂が添加されるようになって、皮膚障害が多く発症した。成型労働者92人のうち45名（49%）が皮膚症状を経験していた。主な症状は手指の乾燥・落屑、亀裂、掻痒、丘疹・小水疱であった。6名に中等症以上の皮膚症状を認めた。23名にパッチテストを実施し、樹脂石膏に陽性者は7名であった。樹脂の成

分であるメチロールメラミン陽性者は 4 名であった。慢性湿疹の症例を**写真56**に示した。

［事例 2］ 青じそによる皮膚炎の治療と予防の取り組み[6]

　青じそ（大葉）は刺身のつまや天ぷらなどに広く使われ、愛知県豊橋市は全国で有数の産地である。しかし、青じそに含まれるperillaldehyde は感作性を有し、青じそ栽培従事者、特に青じその摘み取りと箱詰めの作業者の大きな悩みであった。**写真57**に青じそと作業者の皮膚障害を示した。青じそ栽培業者の依頼を受けて、酢酸デキサメタゾン0.025％含有軟膏とエチル共重合体とセルローズによりなる速乾性の皮膚保護剤を用いて、治療と予防対策を試みた。第 1 観察日、第 2 観察日（22日後）、第 3 観察日（50日後）の皮疹を観察した。その結果、皮疹の範囲も皮疹の程度も改善が得られた。

［事例 3］ Ｔ自動車の皮膚障害対策

　Ｔ自動車では産業医、技術者、管理者などがチームを組んで、重量点・姿勢点などを用いて作業負担を数量化して、作業負担の軽減や効率化に成果を上げていた。そこで、対策が困難であった皮膚障害にも本格的に取り組むことを決め、Ｔ自動車統括産業医の入谷から協力の要請があった。名大衛生学教室と名大環境皮膚科学教室がその対策に協力して、治療と予防対策に取り組んだ。**写真58**は当時の入谷辰男統括産業医と小野雄一郎（後の藤田保健衛生大学公衆衛生学教授）である。

［事例 3 － 1］ 自動車エンジン職場の切削油による皮膚障害[7]

　自動車エンジン工場で機械油を使用している労働者158名の調査を行った。職場の作業と皮膚障害の症例を**写真59**に示した。皮膚科医による診察の結果、症状のある人17名（11％）、過去に症状のあった人36名（23％）、合計53名（34％）であった。診察時の症状は発赤17名、掻痒感13名、落屑12名、爪周囲炎12名、丘疹 10名、色素沈着

《巻頭カラー図版　写真57、59、60、61》

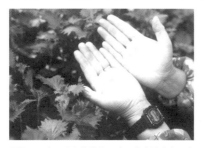

写真57　青じそと作業者の手の皮膚障害(1988)

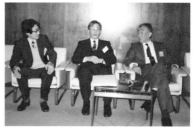

小野　　　　竹内　　　　入谷

写真58　職業性皮膚疾患を考える会
　　　　にて（1986.12）

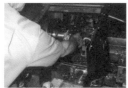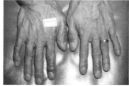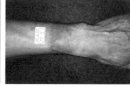

写真59　エンジンの部品加工作業と手指及び手首の皮膚障害（1988）

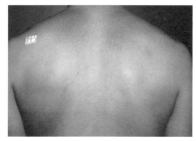

写真60　背中まで皮疹が発症した患者

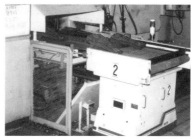

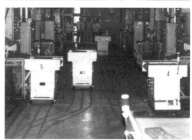

写真61　皮膚障害対策として導入
　　　　されたロボット（1989）

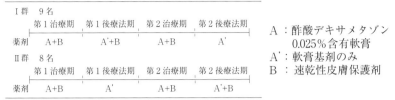

I群 9名			
	第1治療期	第1後療法期	第2治療期	第2後療法期
薬剤	A+B	A'+B	A+B	A'

II群 8名			
	第1治療期	第1後療法期	第2治療期	第2後療法期
薬剤	A+B	A'	A+B	A'+B

A ：酢酸デキサメタゾン
　　0.025％含有軟膏
A'：軟膏基剤のみ
B ：速乾性皮膚保護剤

図17　薬剤割り付けのスケジュール

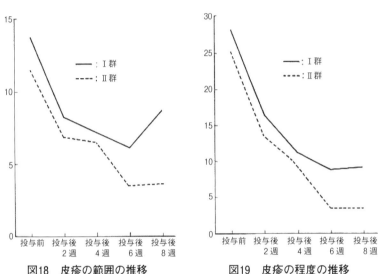

図18　皮疹の範囲の推移

図19　皮疹の程度の推移

砂（新、再生）
レジン（フェノール、ビスフェノール）
硬化剤（ヘキサメチレンテトラミン）
滑剤（リン酸カルシウム）

⇨ 混煉機　鋳型形成機

混合
（コーテッドサンド）

熱

ガス（アセトアルデヒド、ホルムアルデヒド、フェノール、アンモニア）

⇨ 鋳型

図20　鋳型製造工程（1988）

10名であった。手袋の使用では作業の巧緻性と安全性の両立がむず
かしく、油剤の改良と油剤の皮膚へ付着する時間を手の頻回の清拭
などで短縮すること、皮膚障害を軽症のうちに早く治療することで
対応してきたが十分な成果が得られず、対策には苦慮していた。そ
こで、酢酸デキサメタゾン0.025％含有軟膏とエチル共重合体とセル
ローズによりなる速乾性の皮膚保護剤を用いて、治療と予防対策を
試みた。その結果、両者の併用療法が有効であることを示した（**図
17〜19**）。

［事例3−2］鋳型製造職場の皮膚障害[8−10]

　T自動車工場の鋳型製造職場で、9名中3名に皮疹が発症した。
製造工程を**図20**に示した。作業者の接触する物質は、砂、硬化剤（ヘ
キサメチレンテトラミン）、レジン（フェノール、ビスフェノール）
及び発生するガス（アセトアルデヒド、ホルムアルデヒド、フェノー
ル、アンモニア）であった。パッチテストの結果2名がホルムアル
デヒド、1名はヘキサメチレンテトラミンによる感作性皮膚炎と診
断された。皮疹患者の症例を**写真60**に示した。労働者の有害物との
接触を断つ手段として、この工程にロボット（**写真61**）を導入して、
無人化して皮膚障害の発症を防止した。この対策経費は人件費削減
などにより3年間で回収したという。

参考文献

1）竹内康浩. 皮膚1984:321-326
2）早川律子, 竹内康浩他. 皮膚1979；21：241-244
3）小野雄一郎, 竹内康浩, 松永佳代子他. 日本産業衛生学会東海地方会講演集1981；
　　38-39
4）早川律子, 松永佳代子, 竹内康浩他. 皮膚1984；26：629-633
5）柴田英治, 早川律子, 竹内康浩他. 産業医学1992；34：798
6）早川律子, 松永佳代子, 竹内康浩, 柴田英治. 皮膚1988；30：238-242
7）早川律子, 竹内康浩. 皮膚1988；30：233-237
8）早川律子, 竹内康浩. 皮膚病診療1988；10：729-732
9）Hayakawa R, Takeuchi Y et al. Contact Dermatitis 1988；18：226-228
10）早川律子, 竹内康浩. 皮膚1989；31：164-166

X 瀬戸健康管理センター、中小零細窯業の 健康管理、七宝焼の鉛中毒による伸筋麻痺

1．瀬戸健康管理センター

　愛知県瀬戸市地方の窯業は日本有数の陶磁器生産地であり、瀬戸物の名前で有名である。しかし、窯業ではじん肺、鉛中毒、有機溶剤中毒など多くの職業性疾病が発生し、その対策への取り組みが行われてきた。1953年に瀬戸健康管理センターは瀬戸陶磁器健保組合健康相談部として発足し、1960年からじん肺審査医（三浦邦宏、奥谷博俊、松島隆）により定期的にじん肺認定が実施され、全国的にも注目を集めた。瀬戸健康管理センターは労働衛生活動の中心として、名大衛生学教室の鯉沼教授、奥谷助教授（後の名古屋市立大学公衆衛生学教授）らが支援して、労働衛生対策の成果を上げてきた。その活動は国際的にも注目され、1960年には ILO の Dr. Murray が中小零細窯業の健康管理の実情視察にセンターを訪問した。そして、1963年には日本産業衛生学会第 1 回中小企業衛生問題研究会がセンターで開催された（**写真62**　東田関西医大教授提供）。また、センターは名大や名市大の医学生の社会医学実習のフィールドとしてしばしば活用されてきた。劉世傑教授もセンター、旭労災病院のじん肺資料室を訪問し、経験交流を行った。劉先生は北京医大公共衛生院の教授で、中国の多くの労働衛生関係者を育てられ、中国全土に多くの人脈を持っていた。じん肺にも造詣が深く、じん肺治療の研究にも熱心に取り組んでいた。イタリア Perusia 大学の Abbritti 教授夫妻が国際産業疫学会議（1989、東京）後、

鯉沼　東田

写真62　第 1 回中小企業衛生問題
　　　　研究会会場（1963.6）

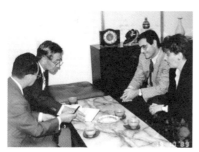

奥谷　竹内　　　　　　Abbritti 夫妻

写真63　瀬戸健康管理センター
（1989.10）

名古屋に来訪し、名大衛生学教室、トヨタ自動車、瀬戸健康管理センターを訪問した（**写真63**）。Abbritti 教授は1974年に開催された「靴工場労働者の四肢麻痺に関する国際シンポジウム」のシンポジストの一人で、それ以来交流があり、私は Perugia を何度も訪問し、靴製造工場、タイル工場など多くの職場を案内していただいた。Perugia 大学で講義をしたり、自宅に招かれたりして、親交を深めていたので、夫妻が名古屋を訪問してくれたことはうれしかった。

　日本の瀬戸市と中国の景徳鎮は姉妹都市となって相互の交流が行われている。瀬戸の窯業生産者は景徳鎮を訪問して、そこでは良質な原料が豊富にあり、日本に比して低賃金の労働者が沢山おり、大規模な大量生産が行われているために、日常品では競争力に負けて、次々と市場をとられると嘆いていた。瀬戸では多くの陶芸家が居を

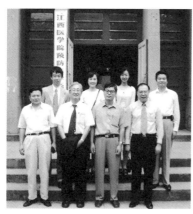

上島　　　　　李医師
竹内　　　丁教授

写真64　江西医学院訪問（2000.9）

構えて活躍しており、特徴のある製品で生き延びようと努力しているが、陶磁器の生産量は減少している。

　上海医大の丁訓誠教授の紹介で、景徳鎮の健康管理を行っている江西省労働衛生職業病防治院と江西医学院（**写真64**）を訪問した。江西省防治院は職員83名で50の病床を持っており、入院患者の3分の2はじん肺患者で、景徳鎮ではじん肺II以上（保

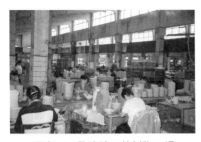

写真65　景徳鎮の某製陶工場
（2000.9）

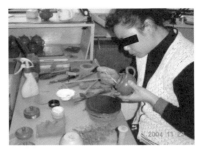

写真66　宜興の急須工場（2004.11）

障の対象者）が毎年約100人発生し、結核の合併症が多いとのことで
あった。景徳鎮の工場の規模は大きく、大量生産が行われていた（**写
真65**）。しかし、景徳鎮では大量生産だけではなく、若い芸術家の育
成にも力を入れていた。景徳鎮陶磁器館を見学した際に私が気に入
った花瓶を購入しようとしたら、幸いにもその作者の江琴さんが居
合わせて、直接手渡していただくことになった。

　1-ブロモプロパン中毒の調査でしばしば訪問した中国の宜興市は
陶都といわれ、道路には陶磁器の柱でできた街路灯が並んでいた。
丁教授の紹介で、宜興の陶磁器工場を数カ所訪問した。宜興の特色
の一つは赤紫色の紫砂と呼ばれる土でできた急須で（**写真66**）、愛知
県常滑市で生産している朱泥の急須に似ている。宜興の陶磁器工場
の人達が日本を訪問し、宜興市と常滑市は姉妹都市なので、常滑の
急須工場を見学したいと希望されたが、宜興の急須は常滑の朱泥急
須のライバルで、ノウハウがあり、そこだけは見学を断られた。

２．七宝焼従事者の鉛中毒による伸筋麻痺

　七宝焼は金属の表面に色とりどりのガラス質の釉薬をのせて焼き
付けたもので、紀元前から古代メソポタミア文明や古代エジプト文
明に似たものを見つけることができる。これがヨーロッパからシル
クロードを通り、中国を経て日本に伝わった。七宝とは七種類の宝
石をちりばめたように美しいものという意味で名づけられた。愛知

県あま市七宝町と名古屋市内に種々の規模の業者が七宝焼を生産して
おり、尾張七宝とも呼ばれ、特に図柄の輪郭となる部分に銀線を
施す有線七宝は尾張七宝の代表的な技術である。尾張地方の名産品
として、花瓶や額などは贈答品として珍重されてきた。そして、七
宝焼の発祥の地、七宝町には広大な地に立派な七宝ビレッジが建設
され、作品の鑑賞、製作工程の見学、製作体験など七宝に関する情
報と設備が揃っている。

　Ｋ病院の岡本進医師（初めてのノルマルヘキサン中毒患者を名大
衛生学教室に紹介された神経内科医）から、伸筋麻痺で鉛中毒の疑
われる七宝焼製造従事者が入院したので検討してほしいと名大衛生
学教室に紹介があった。患者は以下の通りである。

　症例：49歳男性。18歳より約30年間七宝焼製造に従事する。1989
年5月頃より腹部の不快感、8月頃より手のしびれ、書字困難など
の症状が出現し、次第に悪化したため、1991年1月、Ｋ病院神経内
科を受診し、入院となる。

　入院時所見：両側下垂手、猿手を呈している（**写真67**）。歯肉には
明らかな鉛縁を認めた。血液検査では貧血（赤血球数 325x10^4/
mm^3、血色素量 8.7g/dl）が認められた。

　既往歴：約3年前と1年前の献血時に全血比重が低く不適とされ
た。

　家族歴：父（74歳）が50歳頃より手に筋肉の麻痺、萎縮が始まり、
名大病院神経内科に通院している。下垂手を呈し、手の骨間筋、前
腕の筋肉の萎縮が著明で、手の機能は尺骨の指がわずかに屈曲でき
る程度に著しく障害されていた（**写真68**）。患者も父親も利き腕の右
側の障害が著しかった。患者の了解を得て職場調査を1990年2月に
実施した。主な工程を**写真69**に示した。環境調査と鉛の特殊健康診
断の結果を**表12**、**表13**に示した。環境測定では原料の秤量と混和、
釉薬のフリット播砕と篩では許容濃度の10倍以上が検出された。健
康診断からは患者の血中鉛は104μg/dl と極めて高値であり、父

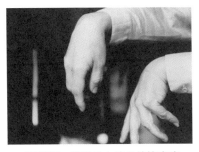 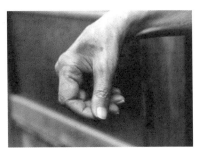

写真67　患者の上肢の伸筋麻痺　　　　写真68　患者の父親の手の筋萎縮
　　　　（1990.1）　　　　　　　　　　　　（1990.1）

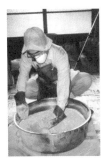 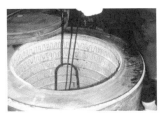 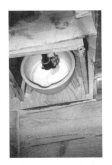

　　　　　　　　　　　　電気釜を約1,400℃で溶融

　酸化鉛とシリカの混和　　　　　　　　　　　　釉薬フリットの播砕

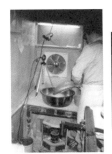 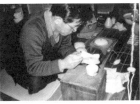 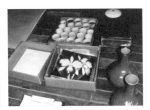

　　　　　　　　　　顔料を加えた釉薬をつける　約800℃で焼き完成品となる

　粉末を篩にかける

写真69　患者の発生した七宝焼の主な工程（1990.2）

表12　職場の作業環境中の鉛濃度 (1990.2)

	測定値 (mg/m³)	幾何平均値 (mg/m³)
原料の秤量と混和	0.38〜7.12	1.25
釉薬フリットの播砕と篩	0.72〜5.70	2.25
電気炉で溶融	0.01〜0.029	0.015
許容濃度		0.1 (mg/m³)

表13　健診結果 (1990.2)

	血中鉛 (μg/dl)	尿中 ALA (mg/l)	赤血球数 (x10⁴/mm³)	血色素量 (g/dl)
患者（49歳）	104	62.4	416	12.8
妻（46歳）	44.5	27.8	488	14.9
父（74歳）	54.2	5.9	515	15.2
母（71歳）	52.7	8	418	12.8
職人1（61歳）	31	4.4	532	16.1
職人2（57歳）	43.9	5.1	554	16.8
基準値	<20	< 5		

親 54.2μg/dl、母親 52.7μg/dlと両者共に高い値を示した。これら
の結果から、患者は重症の鉛中毒による健康障害であること、父親
の神経障害も重症鉛中毒の後遺症であること、妻や母親も高濃度の
鉛に曝露されていること、職人は鉛曝露を受けているが、患者やそ
の家族より曝露が少ないことが判明した。患者の父親は名大病院神
経内科で非定型的な筋萎縮性側索硬化症（ALS）と診断され、難病
の指定を受けて治療中であった。

　患者の画像検査結果：入院時の CT では皮質と白質境界域に曲線
状や斑状の石灰化様高吸収域が断続的に認められた（**写真70**）。MRI
T2強調像でCTの低吸収域像に対応する部位に高信号域を呈し、プ
ロトン密度像では高信号域がやや広範となっている（**写真71**）。高信
号域は治療後には改善している。**写真72**は患者の治療前と治療約2
年後の手の変化で、著しい改善が見られた。EDTA内服などの治療
により約2年後には脳の石灰化像以外の異常像は改善した。これら
の脳の画像の変化は慢性の高濃度鉛曝露による脳浮腫やgliosisなど

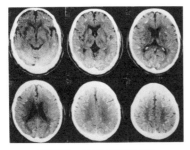

写真70　患者の脳の CT

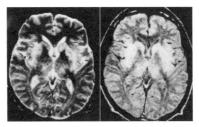

T 2 強調像　　　プロトン密度像
写真71　患者の脳の MRI

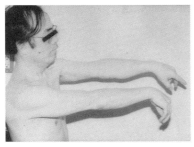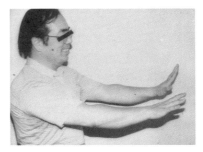

治療前（入院時）　　　　　治療後（約 2 年後）
写真72　患者の治療前と治療後

の組織異常の反映ではないかと推測された[1-3]。長谷川らは患者の
紹介で、七宝焼の同業者で腹痛、貧血、右側の下垂手の症状を呈し
た63歳の女性患者を診察し、脳の画像診断でも同様の所見を得て、
これらの変化は慢性鉛中毒によるものと推定した。

　この職場の環境改善については、鉛の環境濃度測定結果から、鉛
の曝露量が大きいのは原料の秤量、混和、フリットの乳鉢播砕、篩
であることを指摘し、防じんマスクや手袋の着用、換気扇の改善を
実施し、鉛の曝露量は低減した。七宝焼業者に技術的な指導をして
こられた愛知工業技術センターの田中義身先生から多くの助言をい
ただいた（田中義身．表面技術2000 ;51:989-993）。七宝焼は手作りの
少量生産であり、業者も少なく、愛知県七宝技術研究会（メンバー

は七宝焼業者約20と愛知県産業技術研究所）で講演会、技術講習会、製品開発や技術開発の指導が行われてきたが、労働衛生関係の機関が七宝焼業者を対象として、瀬戸健康管理センターのような系統的な労働衛生管理は行われて来なかった。業者と協力して環境改善を試みたが、十分な予防対策は難しかった。

　鯉沼は著書『職業病』の中の職業中毒で、冒頭に鉛中毒を挙げて、1923年に本人が調べた7蓄電池工場で、575人中63名（11%）が鉛の毒作用を受けていたと記述している。また、腕麻痺は印刷工で長期に鉛に接したものにしばしば起こる症状であると述べ、右第3、4指の麻痺例の写真を掲載している（鯉沼茆吾．職業病，鉄塔書院 1934）。しかし、鯉沼の弟子で、長年鉛中毒の研究をしてきた奥谷博俊（名市大公衆衛生学教授）はここに示した伸筋麻痺の症例をみて、このような例を実際に経験したことがないと言われた。第2次世界大戦後は鉛中毒による伸筋麻痺の報告は稀である（勝沼晴雄，根岸竜雄．産業医学1961 ;3:122．牛尾耕一）。しかし、近年は鉛曝露の特殊健診でも、神経系の検査が重視されるようになっている（荒記俊一，村田勝敬．産業医学1984 ;26:3-8）。また、微量の鉛曝露が小児の中枢神経系の発達に悪影響を与えるとして、環境基準が厳しく設定されるようになっている（堀口俊一．環境中の鉛の生体影響，労働科学研究所出版部 1997）。鉛中毒は歴史の古い中毒であるが、新しい脳神経科学の光があてられ、鉛による脳神経障害の一層の解明が期待される。

参考文献

1 ）小川佐千夫，竹内康浩，岡本進，長谷川康博，奥谷博俊他．産業医学1990;32:481-2
2 ）長谷川康博，武上俊彦，岡本進．神経内科1992；36：422-424
3 ）長谷川康博，岡本進，竹内康浩他．臨床神経1993：33：114

XI 中国との共同研究、トリクロロエチレンによる Stevens-Johnson 症候群等

1. 劉世傑教授と日中共同研究の発展

　中国各地の行政機関等で劉先生の教え子が活躍しており、中国における調査研究の発展には劉先生のご尽力が大きかった。劉先生は文化大革命の時には知識人の下方政策によって、農村に派遣された。「農作業で肥桶も担いだりしたが、自分の健康にとっては有益であった」とさらりと話されたことがある。立場上ご苦労も多かったと思われたが、その逞しさと前向きな姿勢に敬服した。初めての北京訪問時に万里の長城を案内してくださった。長城は予想を超えた急な坂があり、登るのに大変であった。しかし、劉先生は高齢にもかかわらず軽々と我々の前を歩かれ、その健脚ぶりに感心した（**写真73**）。

　日本ではエネルギー源の石炭から石油への転換にともない、主な有機溶剤がベンゼンからトルエンやノルマルヘキサンに代わり、1970年代にはノルマルヘキサン中毒による末梢神経障害が多発した。中国においても石油コンビナートが稼働し始めると、日本と同様にノルマルヘキサン中毒が問題になると考え、ノルマルヘキサンを使用していそうな有機溶剤使用職場をいろいろ紹介していただいて調査したが、当時はノルマルヘキサンを使用している職場は見つからなかった（**写真74、75**）。中国では石炭が豊富で、石炭からとれるベンゼンが有機溶剤として広く使用されていた。そのために、将来ベンゼンによる白血病などの発生が危惧された。その後、それを裏付ける疫学研究が中国で行われるようになった。また、トルエンやスチレン

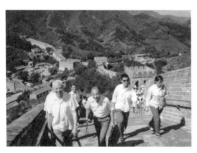

竹内
劉教授　　池田
写真73　万里の長城にて（1979.8）

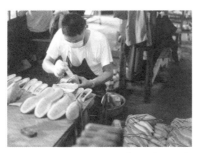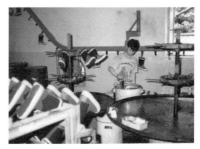

写真74　上海の靴工場（1979年 8 月）　　写真75　北京のゴム靴工場（1981.6）

による後天性視覚障害が当時注目されていたので、トルエンを主と
する有機溶剤曝露者の色覚検査を実施したが、予期したような後天
性色覚障害は認められなかった[1, 2]。中国でノルマルヘキサン中毒
が顕在化したのは2000年前後からであった（林斯星他. 中国工業医
学雑誌1997；10⑶：172- 3 、郭守仁他. 中華内科雑誌 2001;40⑸：
329-31）。

2．トリクロロエチレン曝露者の Stevens-Johnson 症候群等

①　東南アジアで多発

　1980年代末から、トリクロロエチレンに曝露された労働者に急性
肝炎を伴う Stevens-Johnson 症候群（SJS）（重症薬疹様全身発疹と
肝障害を伴う症候群）が東南ア
ジア諸国から報告されるように
なり、名大衛生学教室出身で、
産業医学総合研究所国際研究交
流情報センター長をしていた久
永直見が、それらを纏めて日本
産業衛生学会誌に報告した[3]。
当時、久永は JICA の勤労者予
防事業の専門家として派遣さ
れ、フィリピンの労働安全衛生

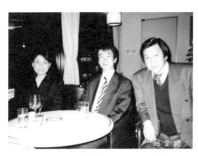

Villanueva 医師　上島　　　　久永
写真76　名大衛生学教室同門会にて
　　　　（1996.2）

研究所を支援していた。Villanuevaはその研究所の医師であり、上島は現在名市大環境労働衛生学教授で、トリクロロエチレンによる重症薬疹様健康障害の研究を続けている（**写真76**）。

その主な事例は下記の通りである。

集団発生事例1：1996年7月から翌年1月にかけて台湾の欧州系電子機器製造企業で、フィリピンからの出稼ぎ女性労働者に発熱、全身性多型紅斑性皮疹、粘膜疹、肝炎を主症状とする疾患が集団発生した。ほとんどの患者は就業開始から3週間後に発症し、患者57人中5名が死亡した。疾病はSJSと診断され、発症率は0.48％であった。

集団発生事例2：フィリピンにある韓国系電子部品製造工場で1997年3名、1998年4名のSJSが発症し、発症までの勤務日数は21日から26日であり、死亡は患者7名中2名であった。使われていたトリクロロエチレンの純度は99％であった。1998年8月からは他の溶剤スーパークリーナー（111-トリクロロエタン31.1％、クロロホルム26.0％、四塩化炭素19.9％など）に代えられ、その後はSJSの発症はなかった。

② 日本の事例

日本でもトリクロロエチレンは金属部洗浄などに多く使われてきたが、トリクロロエチレンは発がん性など毒性が強いことが判明して、有機溶剤中毒予防規則の第2種有機溶剤から第1種有機溶剤に変更されて規制が厳しくなり、1,1,1-トリクロロエタンなど比較的毒性の弱いと考えられる有機溶剤に代えられた。そのため、我が国では金属洗浄等ではトリクロロエチレンはほとんど使われなくなった。文献的には1966年に久保田重孝が、冷凍機部品の洗浄にトリクロロエチレンを使用していた21歳と30歳の男性季節工が約1カ月後に皮疹と肝機能障害を生じた例を報告している（久保田重孝. 労働の科学1966；21(7)：45-47）。その他にも数例の症例報告はあるが、散発的であまり注目されなかった。医薬品によるSJSの報告は多いが、

トリクロロエチレンによることが疑われた症例報告は稀である。

③　EU の事例

　　EU のリスクアセスメントレポートはトリクロロエチレンに曝露
し、皮膚症状を示した労働者のパッチテストで陽性結果が得られた
事例を 2 例記載している。しかし、「ヒトの皮膚感作性症状の報告は
散発的であり、感作性発症は特異体質のヒトの症状であるので、ト
リクロロエチレンは皮膚感作性を有すると結論してはならない」と
指摘している（EU-RAR No.31 2004）。

④　中国の事例と共同研究

　　劉先生の紹介で、広東省職業病防治院の黄漢林院長から「中国の
金属部品洗浄工場で多くの皮膚障害と肝障害が発生し、死亡するも
のが沢山いる。原因解明と予防対策のために協力してほしい」と要
請があった。劉先生はご高齢にもかかわらず、北京から広東省に来
られ、調査の指導に当たられた。中国広東省では最近 3 年間にトリ
クロロエチレン取扱作業者に約100名の患者が発生し、その内20名が
死亡した。トリクロロエチレン中毒の予防対策は中国の国家的重点
課題となり広東省職業病防治院にとっても大切な取り組みになっ
た。幸い、黄院長は劉先生の教え子であり、名大大学院医学研究科
（衛生学専攻）の卒業生王海蘭医師が帰国後に広東省職業病防治院に
勤めていたので、その後の共同研究は円滑に進行した[4]（**写真77**）。

　　広東省職業病防治院に入院し、治療を受けた一例を下記に示す。
　　症例：25歳男性。
　　既往歴：肝炎、皮膚病、アレルギー歴なし、発病前 1 カ月間服薬
歴なし。
　　嗜好：煙草20本／日、飲酒は少々。
　　現病歴：患者は当時25歳（1973年生）で、1998年 2 月 5 日から 3
月20日まで深圳市で金属部品洗浄に従事し、トリクロロエチレンを
使用した。 3 月18日から、胸、背中に痒みと紅斑が出現し、徐々に

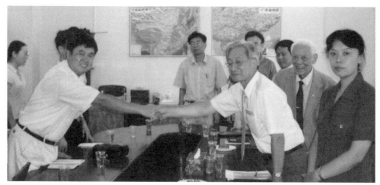

黄院長　　　　　　　　　　　　　竹内　　　劉教授　王医師
写真77　劉先生の指導で共同研究の開始（2000.8）

全身に拡大した。腹部の膨満感、食欲不振も出現し、3月20日から洗浄の仕事を中止して、3月24日に広東省職業病防治院に入院した（**写真78**）。

　職場の調査では**写真79**のような手作業による金属部品の浄洗が行われており、着用していたガスマスクは新しいものであったが、あまり有効とは思われなかった。**写真80**に示した金属部品を、①トリクロロエチレン液に漬けて洗う槽、②液をきる槽、③トリクロロエチレンの蒸気で洗浄する槽を自動的に通過して洗浄する3槽式自動洗浄装置を導入していた日系の企業でも、製品の取り出し口で働いていた労働者から患者が発生していた。予防対策として、1）曝露濃

《巻頭カラー図版　写真78》

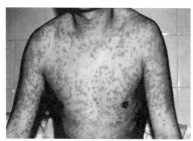
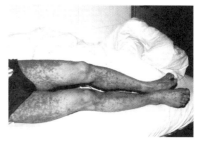

写真78　症例患者の皮疹（1998.3）（黄院長提供）

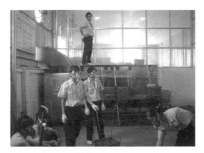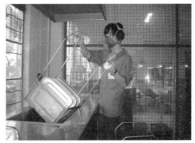

写真79　中国のトリクロロエチレンによる金属部品洗浄職場（2000.8）

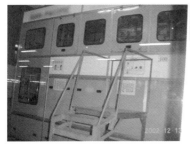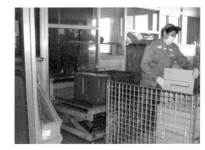

写真80　患者の発生した日系企業のトリクロロエチレンを用いた自動洗浄装置
　　　　（2002.12）

度を下げる；洗浄職場の隔離、自動化、作業時間短縮、2）教育に
よる早期発見・早期治療、3）新規採用者を洗浄作業につけない、
4）感受性の高い人の検出、を目標に努力が払われた。1）は成果
を上げ、曝露濃度は低減した。2）も成果を上げ、重症者は減少し
た。しかし、3）は生産が拡大し、トリクロロエチレン洗浄作業に
新規採用者を従事させざるをえず、4）は感受性の高い人を就労前
に検出して排除することはできなかったために、患者の発生は続い
た。

　日本では金属洗浄などでトリクロロエチレンの使用経験は長いに
もかかわらず、このような健康障害の集団発生の報告は見当たらな
かった。そこで、当初、中国では粗悪なトリクロロエチレンが使わ
れていた例もあり、劉先生も私達もトリクロロエチレンに混入して

いる不純物を疑った。しかし、日本のメーカーの製造した純度の高いトリクロロエチレン使用職場でも患者が発生しており、トリクロロエチレンが原因物質であると考えられた。また、トリクロロエチレン曝露を受け始めてから約１カ月後に発症し、一旦発症した人は職場を離れ軽快しても再び曝露を受けると低濃度曝露でも発症した。他方で、１カ月以上曝露を受けても発症しない人は続けて曝露を受けても発症しなかった。このような経験からトリクロロエチレンによる感作が疑われた。中国南部の出身者にSJSの発症が多いことから、感受性の個体差や感染症の関与が疑われたが、トリクロロエチレンに感受性の高い人を就労させないで発症を予防することには成功していない。

⑤　トリクロロエチレンによる Stevens-Johnson 症候群（SJS）等が東南アジアや中国南部で多発した背景

　久永の報告や中国の例を見ると、急速な工業の発展に伴って、中国や東南アジア諸国への企業の進出が行われ、比較的気温の高い中国南部、東南アジアの工場で高濃度のトリクロロエチレンに長時間曝露される労働者が急激に増加し、SJSなどの重症薬疹様健康障害が多発するようになった可能性が高い。トリクロロエチレンの生物学的半減期は尿中代謝物から41時間、呼気から25時間とされ（後藤稠他編．産業中毒便覧．p618-619，医歯薬出版 1977）、その生物学的半減期が長いために、連日の高濃度・長時間曝露による体内蓄積の影響が考えられた。また、気温の高い地方で多発したことから、感染症の関与も疑われている。

⑥　医薬品による重症薬疹とトリクロロエチレン

　日本の厚生労働省の調査によるとSJSなどの重い皮膚障害が2001～2003年秋までの約２年半に1,064件報告され、死亡例は106件あった。厚生労働省は市販の風邪薬で発症することもあり、注意を呼びかけている。全体の２／３は回復し、症状が軽くなったが、ほぼ１割

の106件は臓器障害の合併症などで死亡し、62件は呼吸器官などに後遺症が残った。原因として疑われている薬品は283種類に上り、抗生物質製剤や解熱鎮痛消炎剤、総合感冒剤などが多かった。過去の推計でも、1997～2000年度に105件の死亡事例が報告されている。SJSは、まず発熱や赤い斑点が現れ、重症化すると全身に水ぶくれやただれができる。中毒性表皮壊死症（TEN）も似た経過をたどる。合併症による死亡率はSJS（6％）、TEN（20～30％）とされている。発症のはっきりしたメカニズムは不明だが、TENの9割以上の原因が医薬品とした研究報告もある。発生頻度は、外国の研究報告だが、人口100万人あたり、SJSが1-6人／年間、TENが0.4-1.2人／年間とされている。いずれにしても、中国の症例では原因物質がトリクロロエチレンに絞り込まれており、重症薬疹やSJS等の機序解明にも貢献する可能性があり、研究が進められている[5]。

3．広東省職業病防治院建院50周年記念祝典

　黄院長に50周年記念祝典（2010. 12. 22）に招かれて、記念講演「日本の高度経済成長期の職業病発生とその対策」を行った。また、黄院長の計らいで顕彰式にも出席し、中国で一緒に調査・研究に参加した知人達に、長年の労働衛生活動を顕彰する表彰状を直接手渡すことができてうれしかった。

参考文献

1) Liu SJ, Takeuchi Y, Ikeda M et al. Am J Ind Med 1992;22:313-323
2) Nakatsuka H, Takeuchi Y, Ikeda M et al. Int Arch Environ Health 1992;64:113-117
3) 久永直見，城内博，竹内康浩他．産衛誌2002：44：33-49
4) 王海蘭，上島通浩，竹内康浩，黄漢林他，産衛誌2001：43：229-230
5) Kamijima M, Huang H, Takeuchi Y Nakajima T et al. J Occup Health 2008;50:328-338

XII　2-ブロモプロパンの生殖毒性と 1-ブロモプロパンの神経毒性

1．2-ブロモプロパンによる生殖障害

　久永直見が国際協力機構（JICA）の勤労者予防事業専門家として韓国に派遣されており、その機会に私はJICAの短期専門家として韓国を訪問した。その際に、韓国産業保健研究院で講演「有機溶剤中毒による神経障害とその予防対策」を行い、文栄漢院長とも懇意になった（写真81）。

　当時、韓国で2-ブロモプロパンを主成分とする有機溶剤の使用工場で、女性の月経が停止するなど新たな中毒が発生し、原因物質として2-ブロモプロパンが疑われていた。文献的には生殖毒性の報告はなく、文院長からその原因解明のために協力要請があった。当時、使用量が急増していた特定フロン（クロロフルオロカーボン）や1,1,1-トリクロロエタンが地球のオゾン層を破壊し、地上に届く有害な紫外線が増加して、人の皮膚がん発生の増加や生態系の破壊などが明らかになり、1996年までに製造・使用が国際的に全面的に禁止されることになった。韓国の某エレクトロニクス工場では1994年からフロン113に替えて日本から輸入した2-ブロモプロパンを主成分

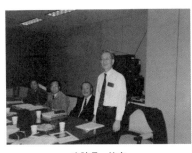

文院長　竹内

写真81　韓国産業保健研究院で講演
　　　　（1995.10）

とする有機溶剤を使用した。日本では農薬や医薬の原料として使用されていた。韓国の中毒事例については1995年に韓国産業保健研究院の最終報告書（韓国語）が出され、1996年に英文論文が発刊された（Kim Y, et al. Scand J Work Environ Health 1996;22:387-91）。

　表14、15に示すように韓国の

表14　女性労働者の健診結果 （N=16）

	年齢	曝露期間（月）	血色素量（g/dl）	赤血球数（10^4/μl）	白血球数（10^2/μl）	血小板数（10^4/μl）	FSH（mIU/ml）	LH（mIU/ml）	月経中断期間（月）
平均値	28	9.5	11.1	351	36.7	9.6	79.9	28.7	7.1
±標準偏差	±9.2	±3.6	±1.7	±55	±12.3	±6.9	±30.3	±11.8	±3.6
正常範囲	/	/	12-16	420-540	48-113	13-40	1.9-11.9	1.9-11.9	

FSH：卵胞刺激ホルモン、LH：黄体化ホルモン

表15　男性労働者の健診結果 （N= 6 ）

	年齢	曝露期間（月）	血色素量（g/dl）	赤血球数（10^4/μl）	白血球数（10^2/μl）	血小板数（10^4/μl）	精子数（10^6/ml）	活動精子率（%）
平均値	30.3	18.2	13.7	425.5	65.5	16.6	5.7	28.2
±標準偏差	±5.5	±1.3	±1.4	±43.5	±25.4	±5.3	±72	±25.7
正常範囲	/	/	12-16	420-540	48-113	13-40	>20	>50

電子部品工場で2-ブロモプロパン含有の有機溶剤に曝露された女性16名に月経停止など卵巣機能低下が認められ、男性6名に精子形成低下が認められた。

　名大衛生学教室で有機溶剤曝露装置を使って、2-ブロモプロパンの毒性を確認する動物実験を実施した。雄ラットに300、1,000、3,000ppm 8時間／日、9週間曝露した結果、曝露群に著しい精巣の萎縮と精子形成不全がみとめられた（**写真82**）[1]。雌ラットには100、300、1,000 ppm 8時間／日、 9週間の曝露した結果、300 ppm 群では7週目頃から、1,000 群では2週目頃から性周期が乱れ始めた。卵巣の組織所見では300 ppm 群で卵胞の減少が認められ、1,000 ppm 群で

《巻頭カラー図版　写真82、83》

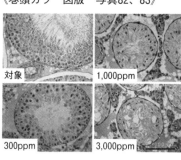

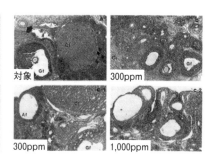

写真82　雄ラットの精子形成障害
　　　　（ 8 時間／日、 9 週間曝露）

写真83　雌ラットの卵巣の障害
　　　　（ 8 時間／日、 9 週間曝露）

は卵胞が全く消失していた（**写真83**）[3]。韓国の中毒事例や我々の動物実験から、2-ブロモプロパンの雌雄に対する強い生殖毒性が明らかになり、厚生労働省も全国の2-ブロモプロパン使用職場を調査し、使用実態の把握と曝露の防止に努めた。その結果、日本では重大な中毒事例は発生しなかった。

2．1-ブロモプロパンによる神経障害

① 動物実験による強い神経毒性の発見

　生殖毒性の強い2-ブロモプロパンに替わって、地球のオゾン層に優しく、生殖毒性が少ない溶剤として1-ブロモプロパンが米国の某化学会社で生産され、日本にも売り込みにきた。日本の有機溶剤メーカーや販売業者に頼まれて、その説明会に出席し、毒性試験の結果の説明を受けた。動物実験結果は1-ブロモプロパン700 ppm曝露群で肝の軽微な変化が認められただけで、生殖毒性はなく、それより低い曝露濃度群では変化は認められなかったというものであった。しかし、700 ppmより高濃度のデータは示されず、曝露濃度設定にも不審な点があったので質問したころ、700 ppmより高濃度の曝露群では原因不明で全例死亡したとのことであった。日本のメーカーや販売業者から毒性評価の依頼を受け、取り敢えず予備的な1,000 ppm、8時間／日の曝露実験を実施した。その結果、4週間後から末梢神経伝達速度が低下しはじめ、5〜6週間後には9匹中9匹に

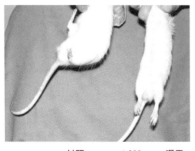

四肢の痙攣や麻痺が出現し（**写真84**）、剖検所見では脳重量が減少した。

　日本のメーカーや販売業者に対しては、1-ブロモプロパンは中枢神経や末梢神経に毒性が強い可能性があるので、製造販売は慎重にするように勧告した。その結果、日本では1-ブロモプ

対照　　　　1,000 ppm 曝露
**写真84　1-ブロモプロパン曝露ラット
の下肢麻痺**

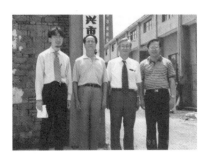

市原　　呉工場長　竹内　丁教授
写真85　調査した工場の門前にて
（1996.8）

ロパンは製造・販売が自粛された。しかし、米国ではオゾン層に優しい有機溶剤として、広く使用されるようになり、日本でも米国からの輸入品が一部で使用され、稀だが重症中毒の一例が有機溶剤中毒研究会で報告されている（渡邉幸弘他．産衛誌2006；48：83-84）。

②　1-ブロモプロパン製造職場の調査

　丁訓誠教授（上海医大）の紹介で、中国宜興市の1-ブロモプロパ

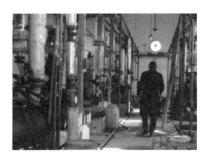 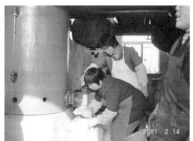

写真86　某1-ブロモプロパン製造職場

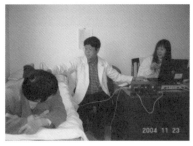 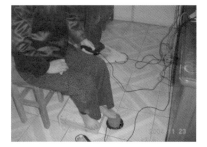

柴田　　　　李医師
写真87　健康診断の神経生理学的検査（2004.11）

ン製造工場（**写真85**）を訪問し、呉美貨工場長の協力を得て、職場の環境調査（**写真86**）と労働者の健康診断を行った（**写真87**）。その結果、重症者はいなかったが、1-ブロモプロパン曝露者に末梢神経伝達速度や下肢振動覚などに量依存的な低下が認められた[4]。

③　米国で1-ブロモプロパン曝露者に著明な神経障害発生

　1）市原学ら[5]は米国での中毒事例3例を報告している。症例1は35歳の女性で、1-ブロモプロパン含有の接着剤をポリウレタンに吹き付ける作業に従事して約1年後に、自力では立ち上がれなくなった。主な症状はよろめき歩き、嚥下困難、尿失禁、下肢、腰部、会陰部の異常知覚などであった。症例2は30歳の女性で、同様の作業に従事して6カ月後によろめき歩行、嗄声、嚥下困難、四肢・腰部・臀部・会陰部の知覚異常が出現した。症例3は50歳の女性で、同じ作業を始めて2カ月後に同様の症状が出現した。曝露濃度は換気扇が改善された後の測定で60〜261 ppmであった。この工場では接着剤をポリウレタンに吹き付ける作業をしており、1999年7月に溶剤をジクロロメタンから1-ブロモプロパンに変えた。これらの症例は1-ブロモプロパンが末梢神経のみでなく、中枢神経系や自律神経も障害する可能性を示した。

　2）Majersikらは米国神経学会（2004.1.5）で「接着作業者の1-ブロモプロパン中毒による神経障害の6例」を発表した。接着剤を

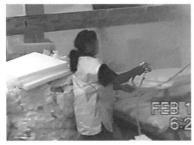

写真88　接着剤吹付（2003.6）
　　　　（Majersik 提供）

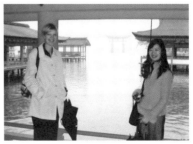

Majersik 医師　　　　李医師
写真89　厳島神社にて

スプレーで吹付ける作業で1-ブロモプロパンに曝露され、6名の作業者に神経障害が発症した。すべての患者は下肢の疼痛や知覚異常が亜急性に発症し、6名中5名は歩行が困難であった。最も重症の2名は18カ月後も、回復がわずかで、歩行には介助が必要であった。3名は慢性の神経性疼痛が持続した。1

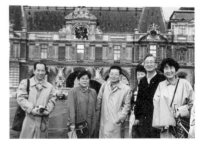

徳永　　　　　佐藤　竹内
写真90　国際労働衛生会後パリにて
（1993.10）

名は認知障害が認められた。接着剤作業終了の翌日、職場の1-ブロモプロパンの平均濃度は130 ppm（91-176 ppm）であった。接着作業中はもっと高濃度に曝露されていたと推測された（**写真88**）。Majersik医師を名大医学部に招待し、米国における1-ブロモプロパン中毒事例の資料や詳しい紹介をしていただいた。その後、厳島神社や原爆資料館などを案内した（**写真89**）。Majersik医師が原爆資料館見学後、希望して小雨の中をレインコートのみで一人で原爆死没者慰霊碑を参拝されたのが印象的であった。

　3）王海蘭ら[6]は1-ブロモプロパンの中枢神経系への影響を調べるために、ラットに200 ppm、400 ppm、800 ppm、8時間／日、12週曝露実験を行い、脳の生化学指標の変化を測定した。その結果、大脳でニューロン特異的γ-エノラーゼが400ppm群と800 ppm群で減少したが、グリア特異的β-S100は変化がなかった。大脳皮質の重量も800 ppm群で減少した。この結果は1-ブロモプロパンが大脳の神経細胞へ特異的な有害作用を有することを示した。

　日本産業衛生学会は市原の提案を基に検討し、2012年に1-ブロモプロパンの許容濃度0.5 ppmを勧告した（許容濃度の提案理由は、産衛誌2012；234-240）。

3．日本産業衛生学会の英文誌 JOH の発刊について

　日本産業衛生学会の英文誌発行は編集委員長佐藤章夫先生の多大な努力と当時の理事会の英断で1996年に発刊にこぎつけた。英文誌を持つことの夢を私が編集委員長で副編集委員長が佐藤章夫、徳永力雄両先生の時に、産衛誌に論説を書いた[7]。次の佐藤章夫編集委員長がそのコピーも理事会で配布し、理事会を説得した。また、発刊するに当たり、高いインパクトファクター（IF）を付けることが成功のカギになると考え、私の2-ブロモプロパン中毒を紹介した総説[8]や1-ブロモプロパン中毒に関する我々の原著も JOH に投稿した。予想以上に早く英文誌を発刊でき比較的高い IF もついたことは佐藤編集委員長の強力なイニシアチブに負うところが大きかった。先進工業国の一つである日本の学会から産業衛生に関する英文誌が発行できるようになったことは画期的なことである。英文誌の創刊号がVol.38，No 1，January 1996となっているのは、産業衛生学雑誌の英文誌ということで発行されたからである。

　最後に、執筆の機会を与えてくださった徳永力雄先生と産業医学ジャーナル編集部に厚くお礼申し上げます。また、先輩から「退職後に、大学での視野がいかに狭かったかを痛感している」旨の話を伺い、私も同感であった。そこで少し古風な「管見」を使わせていただいた。多くの方々に支えられてやってきた私の細やかな経験が、どこかで参考にしていただければ幸いである。

参考文献

1 ）竹内康浩，市原 学，上島通浩，久永直見他．労働の科学1996；51：669-673
2 ）Ichihara G, Takeuchi Y. et al. J Occup Health 1997;39:57-63
3 ）Kamishima M, Ichihara,G, Takeuchi Y. et al. J Occup Health 1997;39:144-149
4 ）Ichihara G, Miller JK, Takeuchi Y et al. J Occup Health 2002;44: 1 - 7
5 ）Ichihara G. Takeuchi Y. et al. Am J Ind Med 2004;45:63-75
6 ）Wang H, Ichihara G, Takeuchi Y. et al. NeuroToxicology 2003;24:199-206
7 ）竹内康浩．産業医学 1993;35:177
8 ）Takeuchi Y, Ichihara G, Kamijima M. et al. J Occup Health 1997;39:179-191

竹内　康浩（たけうち・やすひろ）

〔略　歴〕

1937年6月生まれ

1963年3月　　　名古屋大学医学部卒業

1984年2月　　　名古屋大学医学部衛生学教授

1990年4月
　−1993年3月　　日本産業衛生学会学会誌編集長

1992年1月
　−2002年1月　　産業医学総合研究所外部評価委員及び委員長

1993年2月　　　日本産業衛生学会産業指導医

1993年4月
　−2002年3月　　日本産業衛生学会東海地方会長

1995年5月26日
　−28日　　　　　日本産業衛生学会第68回総会学会長

1996年10月　　　労働大臣功績賞受賞

1997年4月
　−2002年3月　　日本産業衛生学会副理事長

2001年4月　　　名古屋大学名誉教授

2001年4月
　−2003年3月　　放射線医学総合研究所緊急被ばく医療センター長

2003年4月1日
　−2008年4月30日　老健かいこう施設長

2008年5月1日
　−2014年3月31日　トヨタテクニカルディベロップメント㈱専属産業医

2014年4月1日
　−2018年3月　　CKD嘱託産業医

2014年10月　　　中央労働災害防止協会顕功賞受賞

大学からの労働衛生管見

2019年 5 月21日　　発行

著　　　者　　竹内　康浩

編集発行人　　及川　桂

発　行　所　　公益財団法人 産業医学振興財団

　　　　　　　〒101-0048　東京都千代田区神田司町 2 - 2 -11新倉ビル

　　　　　　　TEL　03-3525-8291　FAX 03-5209-1020

　　　　　　　URL　http://www.zsisz.or.jp

印　刷　所　　株式会社 森技報堂

ISBN978-4-915947-71-1 C2047 ￥1000E 定価（本体1,000円＋税）